JN065915

特別講義

徳川家康先生

長生きしたものが勝つ

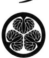

監修　眞邊明人
医学監修　植田美津恵
作　高木敦史

コスミック出版

まえがき

「鳴かぬなら鳴くまで待とうほととぎす」徳川家康を表す俳句として有名なものです。織田信長、豊臣秀吉と受け継がれた天下を最終的に家康がつかみ取ったのは、彼が他の二人よりも長生きしたからだと揶揄するものでもあります。確かに家康は、73歳と戦国時代の中では長命でした。さらに豊臣家を大坂夏の陣で滅ぼし、後顧の憂いを取り除いた翌年に亡くなったことからも、家康の寿命は、天下を大きく左右するものであったことは否めません。そもそも戦国時代の武将というものは常に命を狙われる立場でした。命を狙われるのは敵だけではありません。家臣、領民、親族、ありとあらゆる者から狙われるのです。現に、家康の祖父も父も家臣によって殺されています。家康自身も三河一向一揆の戦いで家臣や領民と戦い、その後には妻や子を殺さなければいけない事態に陥っています。そのストレスたるや想像を絶するものだったでしょう。ひるがえって私たちが生きる現代社会もストレスで溢れかえっています。コロナ、多様性、ハラスメント、平和で発展している反面、様々な変化が私たちにストレスを与えています。本書は単に家康の健康法を歴史や知識として学ぶだけでなく、現代に生きる私たちが活用できるように企画されました。私は監修として今回関わらせて頂きましたが、専門的な知識と短い物語をつないでいく本書の構成は読みやすく、歴史が苦手な人でも楽しめるものになっています。ここで紹介する家康の健康法はとてもシンプルなものです。現代には様々な健康法があり、膨大なメソッドとそれにまつわる知識がありますが、それらに比べると、質素で地味なものかもしれません。しかし、私たちが今、学ばなければならないのはまさにこの地味で質素な健康法なのです。家康は、健康を「戦略」として考えていました。自分が健康でいることこそが、徳川家最大の戦力なのだと考えていました。家康の考える健康とは、精神と身体が統合されたものです。襲い掛かるストレスに対処し、病気を防ぎ、クリアな頭脳とコンディションの整った身体。これらはすべて「意思決定」につながります。戦国時代の激しい変化の中、家康は幾多のターニングポイントを決定的なミスを犯さず意思決定を行ってきました。もしストレスで心が病んでいたり、病気を抱えていたりすれば、果たして正しい意思決定ができたでしょうか？　家康の健康は意思決定を行うための戦略なのです。だからこそ、そのための手法は簡単で持続可能なものでなければなりません。実行することに多大なモチベーションやコストを払うのは本末転倒なのです。現代に生きる私たちも、常に意思決定を行わなければなりません。自分自身の人生のターニングポイントを間違わないための健康法が本書には詰め込まれています。また日ごと簡単に行える具体的なメソッドもありますのでぜひ試してください。それでは、徳川家康先生の特別講義「長生きしたものが勝つ」の開講です！

眞邊明人

目次

はじめに……2

プロローグ

蘇る家康……10

第一章 家康の医学

上京する家康、薬で子供を救う編……16
特別講義 セルフメディケーションを心がけよ！……24

第二章 家康の食事

一、主婦、旬の食材を食べる編……30
特別講義 旬の食べ物を食べるべし！……34
二、粗食じゃないよ、素食だよ編……38
特別講義 肉はほどほどに、素食をこころがけよ！……42
三、ソロキャンプで、いくさめし編……46
特別講義 備えあれば憂いなし、腹が減っては戦はできぬ！……52

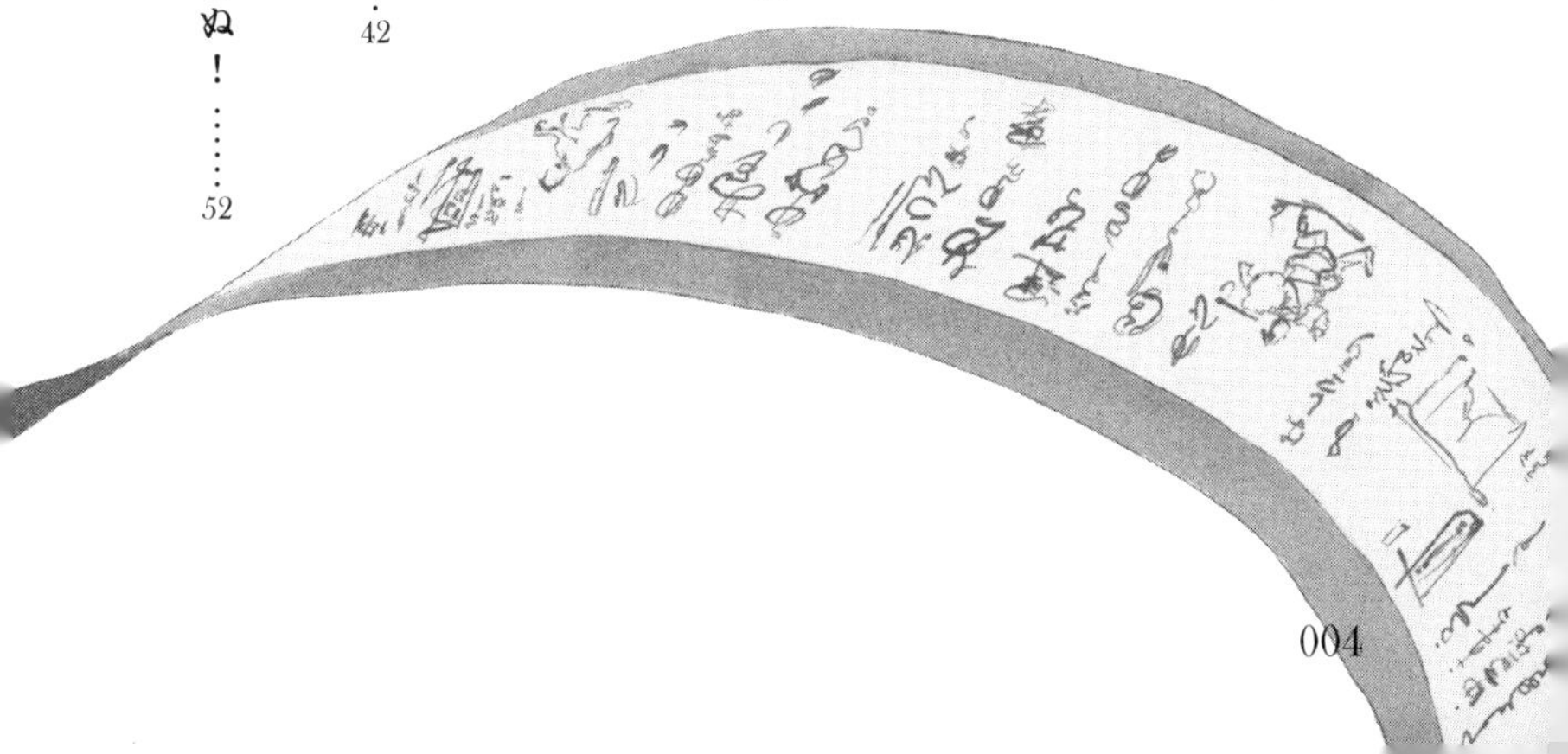

第三章　家康の運動
一、ゴルフ場で鷹狩編……58
特別講義　インターバルトレーニングでスタミナをつけよ！……62
二、居酒屋で運動指南編……66
特別講義　酒、タバコを控えて水泳で体を鍛えよ！……70
三、馬？　いや、時代はBMXだ編……74
特別講義　腰痛防止に体幹を鍛えよ！……80
第四章　家康の休養
一、モデルの癒し編……86
特別講義　頑張り過ぎはほどほどに、お疲れの時は癒されよ！……90
二、忍者の鍼灸編……94
特別講義　自分のツボをしれ……98
三、夜は早く寝るから編……102
特別講義　夜早く寝て、朝早く起きよ！……106

第五章　家康の教育
一、近頃の子育てにもの申す……編……112
特別講義　子はのびのび育てよ……116
二、部下は優しく育てる編……118
特別講義　部下の声に耳を傾けよ！……122
三、課金より質素倹約編……126
特別講義　お金は将来に向けて最大効果を考えよ！……130
第六章　家康のワーク・ライフ・バランス
一、リモートワーク闖入編……136
特別講義　リモートワークで仕事も生活も充実させよ！……142
二、趣味って何だろう編……144
特別講義　趣味に没頭せよ！……148
三、家康、街コンに繰り出す編……152
特別講義　性愛を愉しめ！……156

第七章　家康のマインドフルネス

一、売れないお笑い芸人、今日も耐え忍ぶ編……160

特別講義　屈辱は最高のチャンス！……164

二、VRゴーグルで瞑想編……168

特別講義　瞑想で本当の自分を知れ！……172

三、終活を考え始める編……176

特別講義　安らかな老後のために……180

エピローグ

人として生きる家康……184

あとがき……196

参考文献……198

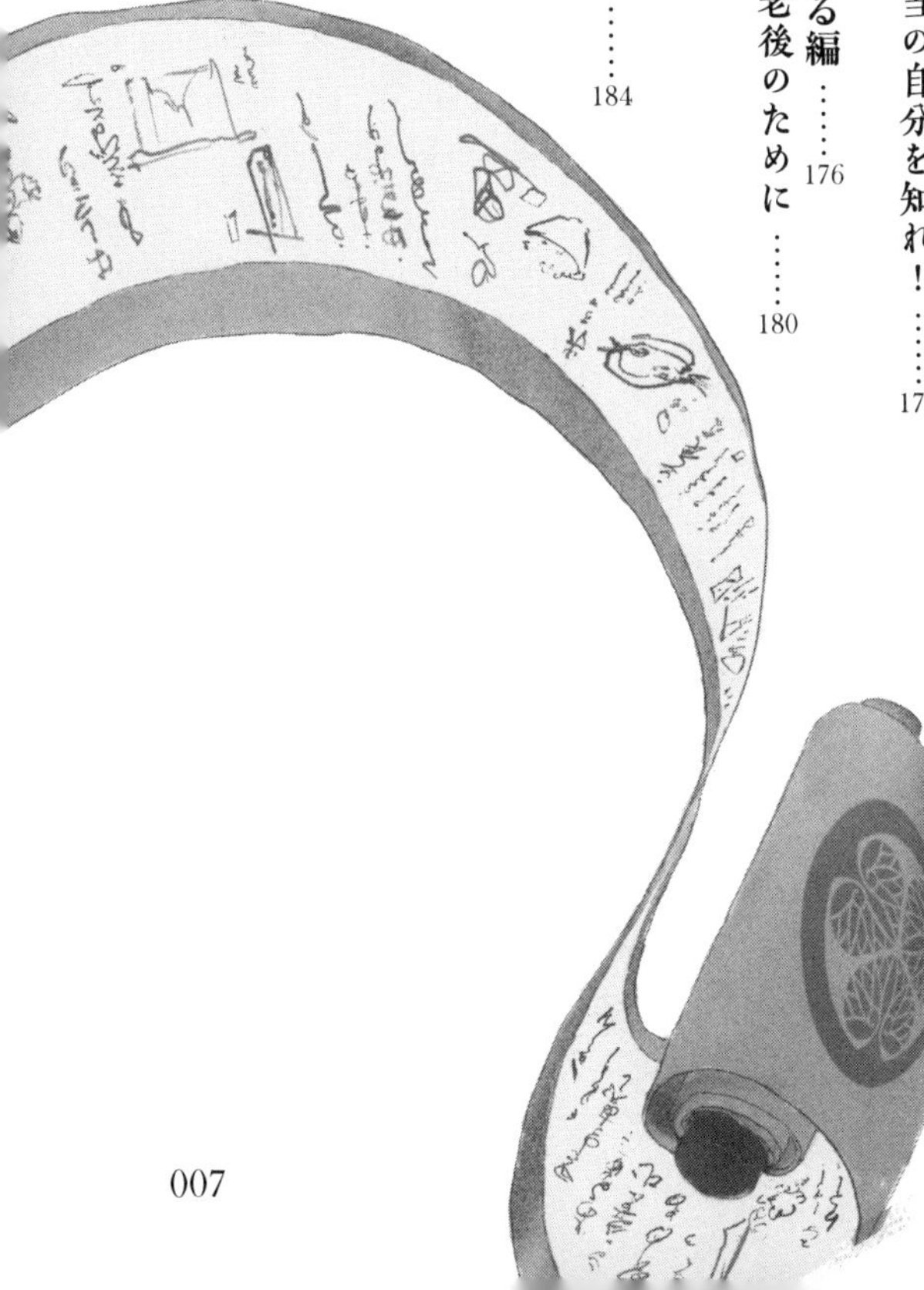

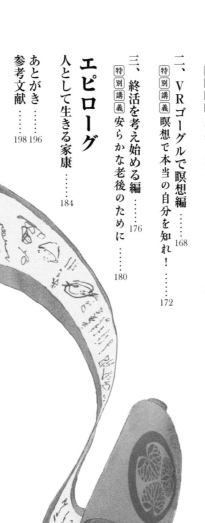

プロローグ

蘇る家康

最後の記憶は、意に沿わぬものだった。何がって、勝手に鯛の天ぷらに当たって死んだことにされたからだ。自ら薬の調合までこなすこのわしが、そんな失態を晒すはずがない。

まあいい。今更言っても始まらない。記憶残りというにはあまりに些末な事柄だ。

それよりも気になるのは、今こうして思索を巡らすことのできている理由だ。自分の死を自覚し、意識がすうっと靄《もや》のように消え果てる瞬間を覚えているのに。

ともすれば、東照大権現《とうしょうだいごんげん》の神号を授かり神となったのかもしれぬ。ならば人の世の、徳川の世の泰平が永劫続くよう見守ってやるのも一興か。

などと考えていると、どこからか声がした。

……大御所。

……家康公……徳川家康公。

「誰じゃ！　わしを呼ぶのは！」

ハッと目を覚ますと、真っ暗闇の中だった。どうやら眠っていたらしい。ということは、今のは夢か？　死んだと思ったあれすらも……？　これほど真に迫る夢は初めてだ。

わしは寝床に仰向けのまま、深く息を吸って吐いた。それからゆっくりと身を起こし、周囲を見まわす。辺りはしんと静まりかえり、人の気配も虫の音もない。

「……ここはどこだ？」

月明かりを頼りに目を凝らす。いつもの寝床ではないようだ。造りは簡素で、このような居

◈プロローグ

室は駿府《すんぷ》の城にはない。

「誰かおらぬのか?」

するとほどなく、襖の向こうに人の気配。床を微かに軋ませながら、男が一人、入ってきた。

「おやおや、お目覚めですか。今日は諦めて眠りにつこうとしておりました」

男は提灯を掲げ、自分の顔を照らしてみせる。

その顔を見て、わしはようやく安堵の息を漏らした。

「ああ、天海《てんかい》殿か」

天海殿は恭《うやうや》しく頭を垂れた。

「お久しゅうございます」

この僧は、軍師として関ヶ原の頃よりわしに仕えておる。生まれは確か会津だったか。しかし久々に顔を見た気がする。

「いつ以来だ? 日光山貫主《にっこうさんかんしゅ》に任命して光明院《こうみょういん》の再興を任せて以来か?」

「どうでしたかな。ただ、大御所が思うよりずうっと久しぶりなのは、間違いございません」

「眠りにつく前の記憶がとんと抜け落ちておる。そもそもここはどこじゃ」

「ここは、久能山《くのうざん》の東照宮《とうしょうぐう》にてございますよ」

なんと。それは、わしが死んだら埋葬せよと言い付けた場所だ。なぜそんなところに?

「大御所……いえ、それとも東照大権現様とお呼びした方がよろしいかな。貴方様は、この地にずっと埋葬されていたのですよ」

天海殿はわしの顔を見て、にいっと笑った。全く意味がわからぬが、冗談を言っているようには見えない。ということは。

「……わしは一度死んで、息を吹き返したということか？」

「まあ、そんなようなところです」

「そんなようなところ、か」

さすがはわしだ。ただでは死なぬ。折角神になったのに息を吹き返してしまったことは少々口惜しいが、やはり肉体があってこそ張り合いがあるというものだ。

「して。どのくらい死んでおったのだ。わしは」

すると、天海殿は更に、にいっと口元を歪めた。あの顔は、わしをからかうときか、わしの知らないことを教えるときの表情だ。その手には乗らん。三日か、ふた月か、あるいは一年？この家康、思いも寄らぬことはいくらでも経験してきた。今更驚くことはない。

「四百年です」

「……は？　なんと申した？」

「正確には四百と七年ですな。大御所は、それほどの年月を死んで過ごしておりました」

提灯の火が消えて、天海殿の顔が闇に紛れた。

「ほどなく空が白んできましょう。久々に、外の空気でも吸い込んだらいかがですか？」

◆プロローグ

天海殿に連れられて、本殿の外に出る。確かに夜は明けかかっている。空気の佇まいからして、今は春の半ばだろう。美しい。春は曙……と言ったのは誰だったか。肺一杯に冷えた空気を吸い込むと、五臓六腑を血が巡るのがわかった。

「して、天海殿。この光景は……」

久能山東照宮の表参道からは、駿河湾が一望できた。湾内には見慣れぬ船がぽつぽつと浮かび、港にはこれまた見慣れぬ建物がずらりと見えた。

「令和の世でございます」

「令和……？　幕府はどうなっておる？　秀忠は？」

逸《はや》るわしの問いかけに、天海殿はすっと目を伏せた。

「もうとうに……寂しゅうございますが、それも人の世の常です」

「ではなぜ？　なぜわしは人の世の常から外れた？」

「それは……はっきりとはわかりませぬが、やはり神仏の思し召しかと。令和の時代は不安定に揺らいでおります故」

「……なるほど見えたぞ」

沈みかけた十六夜《いざよい》の月を見つめ、わしは独りごちた。

「神になるにあたって、わしにはまだ徳が足りないということか。くくくっ、面白い」

振り返れば、四百年前と変わらぬ姿の朝日があった。

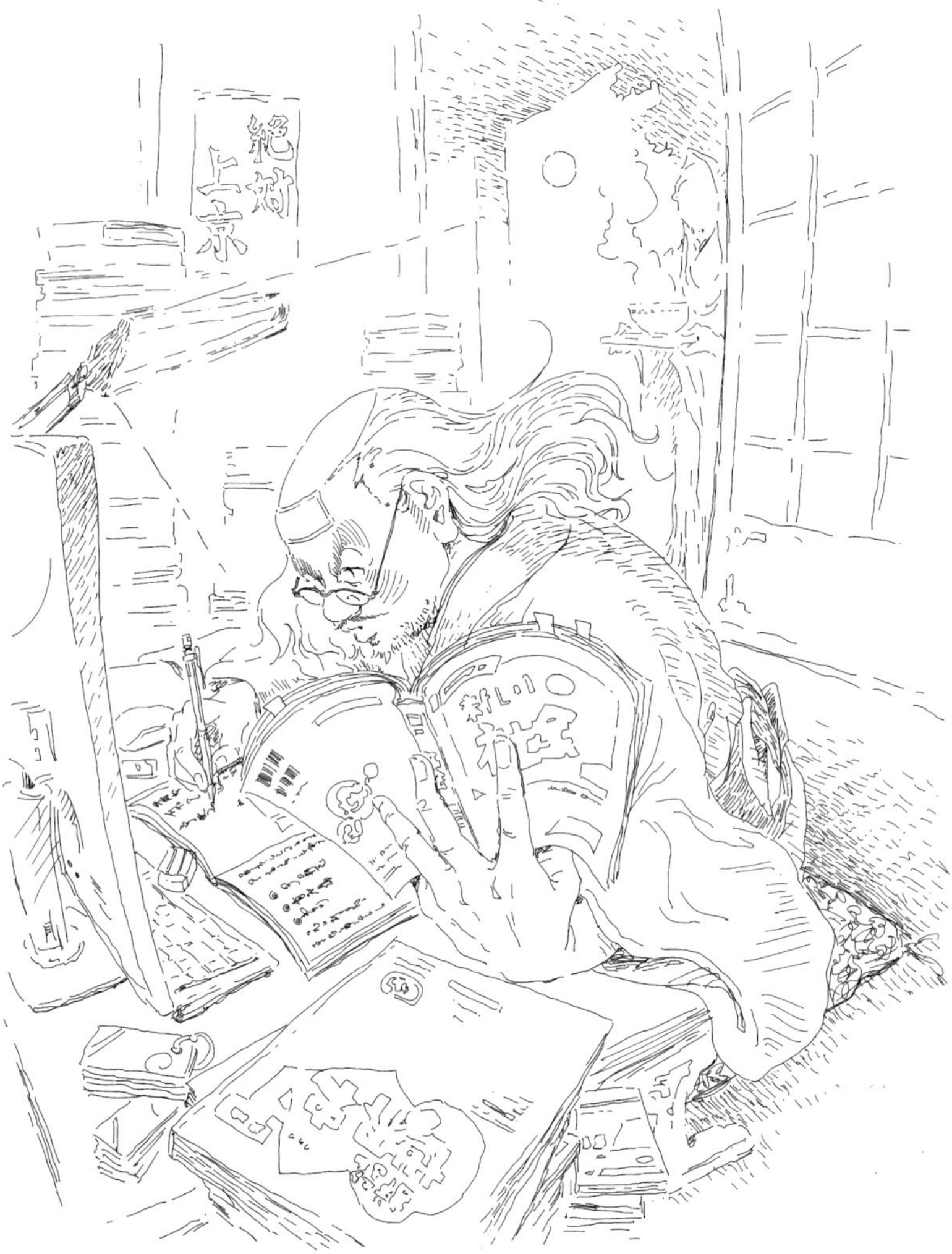

400年分の歴史を猛勉強中。上京するまで、あと3日―

第一章
家康の医学

上京する家康、薬で子供を救う編

全身に風を受け、はっきりと「生きている」という実感がある。

この徳川家康が令和の世に目覚めたこと、そこには間違いなく何らかの天命がある。さすれば、まずすべきはこの世界を我が目で見ることだ。

「時に、天海殿はいつ目覚められたのか？」

「はて、なんでございましょうか？　風でお声が届きませぬ」

「聞こえん、何と答えたのじゃ？」

今わしは、これまで感じたことのない風を受けている。「オートバイ」とかいうこの代物、なんと恐ろしい速さか。

わしの寝ている間に、馬は機械に取って代わられた。馬のみならず、数多のものが。

前を行く「車」とかいう機械が止まったので、それに合わせて天海殿のオートバイも止まる。

わしはもう一度尋ねる。

「して、天海殿はいつ起きた？」

「私はその……ずっといます」

「いるとは？」

「大御所殿が目覚めるのをずっと待っていたのです。細かいことは……過ぎたこと」

あいかわらず奇妙な男だ。

「それと大御所。先にも申しましたが、私のことは親しみを込めて『天海くん』とお呼びください。『殿』という呼称は廃《すた》れた故」

「おお、そうじゃったな、天海ど……くん」

目覚めてから、この時代で過ごす基本はおおよそ天海くんに教わった。いくらわしがかつて征夷大将軍を務めた傑物であったとしても、偉そうにしないこと。人に敬意を持つこと。人を家臣と思わないこと。実情はどうあれ、身分の鎖は撤廃された……ということ。

「我が世が続かんかったのは、いささか口惜しいのう」

「とんでもない。誇って良いことですよ。一つの一族が世を束ねた例としては、徳川家は世界一です……まあ、あれこれ考えるのは今の江戸をご覧になってからにしましょう」

わしらは久能山を離れ、江戸に向かう道中にいる。

天海くんがオートバイに跨《また》がり、わしは横に設《しつら》えられた籠の中だ。サイドカーというらしい。前を行く車はすっかり止まり、後の我々も当然静止している。天海くんのオートバイからは、ドドド……と地鳴りのような音が腹に響いてくる。なんとも異様だ。とはいえ、高速道路という街道に入ってからはさすがのわしも肝を冷やしておったから、この休息は助かっている、と言った方が正直だ。

「ところで大御所。我々、渋滞にはまったようでございます」

「渋滞とは何じゃ？」

「車やオートバイが多すぎて、道行きが立ち行かなくなっている状態です。前のほうで検問……関所のようなものがあるか、それとも事故が起きているやも。これは東京まで時間がかかるかもしれませんぞ」

江戸は東京となり、従ってわしらの旅は「上京」だ。江戸に行くのに上京とは、滑稽なものだ。

「待つことには慣れておる。戦の時は何度辛酸をなめさせられたか」

若い頃は織田に人質に取られ、その後捕虜交換で今川の人質になったりして、煮え湯を飲む日々を過ごした。幕府を開いたのは60歳になってからだ。待つことにかけては一日の長がある。

背後も隣も車で埋まっている。オートバイはさほど見かけない。この時代の者は馬よりも籠を選んだらしい。籠の中は様々で、夫婦か一族郎党か、あるいは主君と部下か……。隣の籠は親子連れのようだ。後ろに座る子供と目が合ったので軽く微笑んでやるが、反応は薄かった。

と、天海くんが何かに気付いた様子で言った。

「隣の車の幼子《おさなご》ですが、何やら調子が悪そうですな」

そしてわしを見て不敵に笑った。

「もしかすると、最初の天命かもしれませぬぞ」

「……よし、ちと張り切るか」

「ほどほどに、どうぞ」

＊＊＊

それはゴールデンウィークの初日だった。私たちの車は高速道路で渋滞にはまっていた。息子を連れて、名古屋から妻の実家に向かう途中だ。渋滞を避けようと早めに家を出たつもりだったが、皆同じ考えだったらしい。追い越し車線も一杯で、さっきからもう何十分も身動きがとれないでいる。

そんな中、後ろでチャイルドシートに座る息子のはしゃぎ声が聞こえなくなった。どうやら酔ってしまったらしい。バックミラー越しに見ると、明らかに顔色が悪い。参ったな。助手席の妻に尋ねる。

「酔い止めの薬は？」

「ごめんなさい、うっかり忘れちゃって」

「いや、いいんだ。俺も忘れていたし」

夫婦揃って薬剤師だというのに、こんな時に間抜けな話だ。

「ねえ、どこかサービスエリアで休憩できない？」

「次のサービスエリアは五キロ先だ。動き出すまでどのくらいかかるか……。おい裕太、水筒のお水を飲んどきなさい」

「……飲みたくない。キモチわるい」

息子の返事は弱々しい。せめて換気を……。ウインドウを開けながら、私はふと視線を横に向けた。

そこで奇妙なものを見た。

黒光りした、イカツいオートバイだ。それだけならまあいい。ライダースーツに身をくるみ運転している人間は、フルフェイスのヘルメットを被っているが体型からして結構な年配のようだ。それもまあいい。バイクにはサイドカーが付いていた。珍しいが、全く見ないワケじゃない。これもまあいいとしよう。問題は、サイドカーに乗る人物。

「……兜？」

サイドカーに乗る老人は、ヘルメットの代わりに立派な兜をかぶっていた。

「……あれ、いいのか？」

教習所でどう習ったっけ。アゴ紐があればヘルメットということでいいのか？　百歩譲ってアリだとして、それで高速に乗るか？　いや、それよりも。あの兜は……あれは、まさか。

私は若い頃、日本史にハマっていた。だから見覚えがある。あの兜の前立《まえたて》は……。

つい見入っていると、向こうが私をじっと見つめた。鋭い眼光に思わずたじろぐ。目を逸ら

してウインドウを閉めてしまえ……と思ったが、このご時世だ。それが逆に、向こうの逆鱗に触れるかもしれない。と、

「失礼」

サイドカーの兜男が、こっちに身を乗り出してやけに荘厳な声音で言った。

「お子の顔色が悪い様子。船酔いの症状に似ているようだが」

「ええまあ、車酔いみたいで……」

ふむ、と鼻を鳴らすと、男は息子の様子をじっと眺めた。

「子供の体調は変わりやすい。ひとまず、風を受けられぬのがよろしくないな。」

私は言われるままに、息子の席のウインドウも開けた。

「それと、たすき掛けにしている帯がキツいのかもしれぬ」

「は、はあ。しかし……」

「決め事なのだろうが、車が動くにはしばらくかかろう。その間だけでも緩めてやると良い」

妻が後ろに身を伸ばして、チャイルドシートのベルトを外した。

その間に、サイドカーの兜男は懐から何やら小袋を取り出し、そこから手のひらに何かをこぼした。

「これを授けよう二粒ほど飲ませてやれ。水筒は持っておるな?」

茶色い丸薬のような何かだった。お世辞にも「いやあ、ちょうどコレが欲しかったんです」

とはならない代物だ。

「……何ですか？　これは」

「船酔いの薬じゃ。わしは元よりそういうものに関心が強くてな。これを飲ませれば瞬く間に楽になるであろう。茯苓《ぶくりょう》、白朮《びゃくじゅつ》、沢瀉《たくしゃ》に猪苓《ちょれい》、それから桂枝《けいし》を配合したものだ」

何……？　いや、今の並びには何か覚えがある気がする。と、妻が言った。

「五苓散《ごれいさん》じゃないの？」

確かにそうだ。漢方薬か。なるほど、子供の酔い止めには良いかもしれない。兜姿の怪しいサイドカー男から受け取るのは少々気が引けるが、配合が本当なら問題はなさそうだが……。と、兜男は袋からもう二粒取り出した。自分の口に放り込むと、それを水筒の水で喉に流し込んだ。

「ほれ見ろ。怪しいものではない。胸がすうっとして、気が楽になるぞ」

私は意を決して手を伸ばした。

「じゃあいただきます。裕太に飲ませてやってくれ」

妻は幾分不安げだったが、受け取って裕太に飲ませてやった。

「……ありがとうございます」

「構わぬ。人助けこそ、天命と心得る」

兜男はニッコリ笑う。と、隣の車線がゆっくりと流れだした。兜男は去りざまに息子に呼びかける。

「すぐに楽になるぞ。達者でな」

そしてオートバイは、動き始めた車の列に連なって、前の方へ去ってしまった。

遅れて数分後、こちらの車線もゆっくりと動き始めた。息子のベルトを付けながら妻が言う。

「裕太の顔色が良くなったわ。薬が効いたみたい。あの変なおじいさんに感謝しなくちゃね」

変なおじいさん。確かにそうだ。しかし、私はなんとなく思っていた。あの兜の前立――あれを使用した武将は医学に明るく、自分で薬を調合するほどだったという。口の中で呟く。

「……まさかな」

その後、裕太の顔色はすっかり戻り、意気揚々と歌い始めた。再度渋滞にはまることもなく、我々は予定より少し遅れた程度で妻の実家に辿り着くことができた。

「あら裕太くん、大きくなったねえ。車は大変じゃなかった?」

迎えた義母に微笑まれ、裕太は満面の笑顔で答えた。

「兜のおじいさんに助けてもらった！」

義母は不思議そうな顔をしたが、無理もないだろう。私たちだって、もはやあれが現実なのかと半信半疑だったのだから。

などと思っていたが、その後しばらく。世間でこんな噂を耳にするようになる。

徳川家康が、現代にいる――。

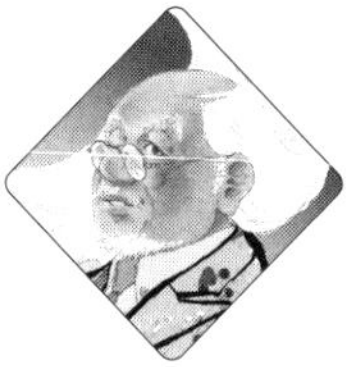

セルフメディケーションを心がけ 自己の体調管理をしっかりと

家康の医学

どうも初めまして、皆の者。わしが徳川家康じゃ。職業は武士。ご存じのように江戸幕府を開き、初代将軍となった。

わしは一五四二年に生まれ、一六一五年に死んだ。享年は73歳。平均寿命が40歳に満たなかった時代じゃよ。しかもわしは、死の前年にも武家諸法度を制定したり、大坂夏の陣で指揮をとり、死ぬ直前まで水泳に鷹狩に興じた。つまり、死ぬ直前まで健康だったのじゃ。現代の日本人の健康寿命は、男性が74歳、女性が75歳くらいとされる。４００年前に生きたわしの健康寿命とほとんど同じだ。

この４００年間、医療は進化し、衛生状況は格段に改善され、飢餓の苦しみは遠ざかったはずじゃ。それなのに、なぜかのう。皆、自分の健康は自分で守る！　という当たり前のことをせずに、西洋医学中心の、医師ら

医学に精通していた家康

家康は知る人ぞ知る医薬の大家です。三代将軍家光が三歳の折、大病を患い、医者も匙を投げたのですが、家康が自家製の紫雪という薬で救ったことが記録されています。

また、出陣にあたり、生薬を配合した「御笠間薬」を笠のうらに隠して持ち歩き、陣中薬の先鞭をつけたり、「本草綱目」を入手するためにわざわざ

専門家主導の医療にあまりに慣れすぎてしまったからじゃないか。

とはいえ、わしが健康を意識したのは、43歳の頃からじゃ。ちょうど小《こ》牧《まき》・長久手《ながくて》の戦いの最中、背中に悪性の腫れ物ができる病「癰《よう》」にかかった。その時は軽く見て、神社で病気回復を祈願し、境内のケヤキとムクの土を持ち帰って、それを塗り膿血を絞り出したのだが、症状を悪化するばかりで、死も覚悟するほどじゃった。ところが、医者に見せると、薬を処方され、すぐに治った。それから、わしは、医者の意見を聞き、自らも医学書を読むなどして、健康予防のための生活を心がけるようになったのじゃ。

まずは、食事、そして運動、休養、これらを適切に取ること。その上で、自分の体調をいつも管理して、薬の研究も怠らなかった。自分自身の健康に責任を持ち、軽度な身体の不調は自分で手当てする――今で言う「セルフメディケーション」じゃな。

わしが天下を取り、そこそこの寿命をまっとうできたのは、ひとえにこの意識が高かったからと言えるな。それは、自分を常に律するといった意思の強さにも通じ、健康という概念を超えて、わしの生きざまそのものと言っても過言ではない。天下を取るまでに幾多の試練を忍耐によって乗り越え、天下人になってからもなお、節度ある「ほどほどの生活」をモットーにしておった。わしの健康法とはそれに尽きる。

林羅山を長崎までつかわせたり、製薬器具の薬研、乳鉢・乳棒などを身の回りに置いたり、我が国の医学に大きな影響を与えた処方集『和剤局方』を熟読したり、薬草・薬木を栽培させたり・・・とにかく医薬に対する熱意は半端でなく、また豊富な知識を持っていました。

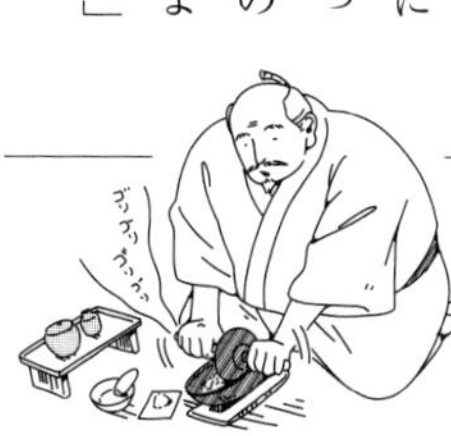

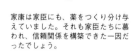

家康は家臣にも、薬をつくり分け与えていました。それも家臣たちに慕われ、信頼関係を構築できた一因だったでしょう。

セルフメディケーション

現代のセルフメディケーションの定義は、日頃から自分の健康状態と生活習慣をチェックし、市販薬などを上手に使って自分自身で健康の維持や病気の予防・治療に当たることじゃ。この考え方は、日本人の高齢化や生活習慣病の増加、それらに伴う国民医療費の増大という背景もあり、国主導でだんだんと広まってきてもいるようじゃ。

セルフメディケーションに取り組むためには、自分の健康は自分で守ることを意識し、積極的に健康管理にかかわることが大切じゃ。まずは、普段から適度な運動と栄養バランスの良い食事、十分な睡眠時間を確保し、身体に備わっている自然治癒力を高めておこう。そして自分の身体の状態を知っておくためには、健康診断を必ず受け、結果を把握しておくことじゃ。家庭でも、体重や体脂肪、血圧などを確認し、その推移を記録しておくと、健康状態の把握に役立ち、健康管理へのモチベーションも上がる。最近では健康管理アプリなどもあるから活用すると良いと思うぞ。

しかし、健康に気を付けていても軽いけがや風邪などの体調不良を起こすこともある。そんな時は、薬局などで市販されている医薬品を上手に利用したり、もちろん医師等の専門家の診断を受けることじゃな。

家康の作った薬

では、家康はどのような薬を常備したのでしょうか。

・八の字（無比山薬丸）

「地黄」「山茱萸」「山薬」「沢瀉」「茯苓」「五味子」「肉蓯蓉」「杜仲」「牛膝」「巴戟（天）」「免絲子」などを配合したもので、中国・宋代の医学書にも頭痛・めまい・内蔵機能の低下等々、あらゆる症状に効果があると記されていました。

・紫雪（しせつ）

「硝石」などの鉱物性生薬を主体としたもので、解熱剤として使用されました。

◆セルフメディケーションのポイント

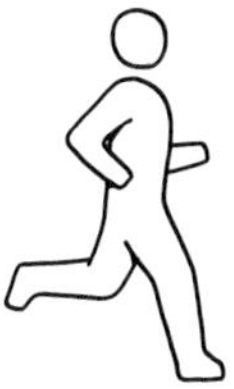

適度の運動

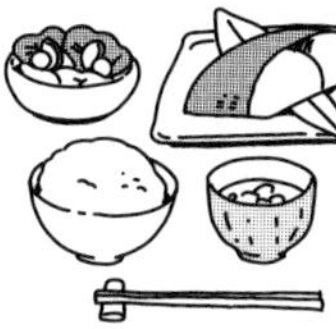

バランスの良い食事

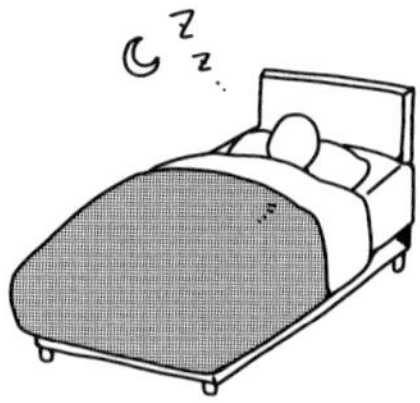

十分な睡眠

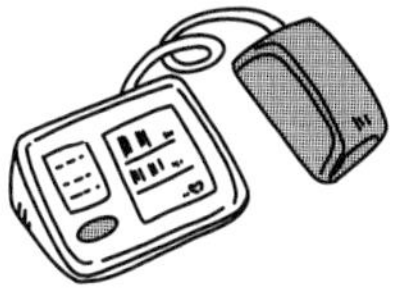

健康診断

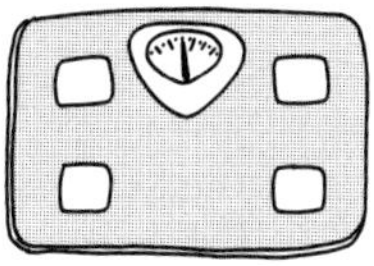

家でも健康意識

さて、百聞は一見にしかず。そして百見は一考にしかず、百考は一行にしかず。古代ローマでも言われていたように、習得した知識を実践に移さずに保有することは難しいものじゃ。

これからわしは、人助けをしながら、皆の者に健康法を伝授したいと思う。

本書の知識を実践し続け、その結果、人生を良い方向に変えてくれることを願っておるよ。

では、はじめよう。

・八味地黄丸

中国で不老長寿を目指して作られたと言われ、「金匱要略」という有名な漢方書籍の中で、最も多く登場する薬です。自ら愛用するだけでなく、病気がちな家臣にも分け与えていました。

体力低下や頻尿の薬として今も用いられています。

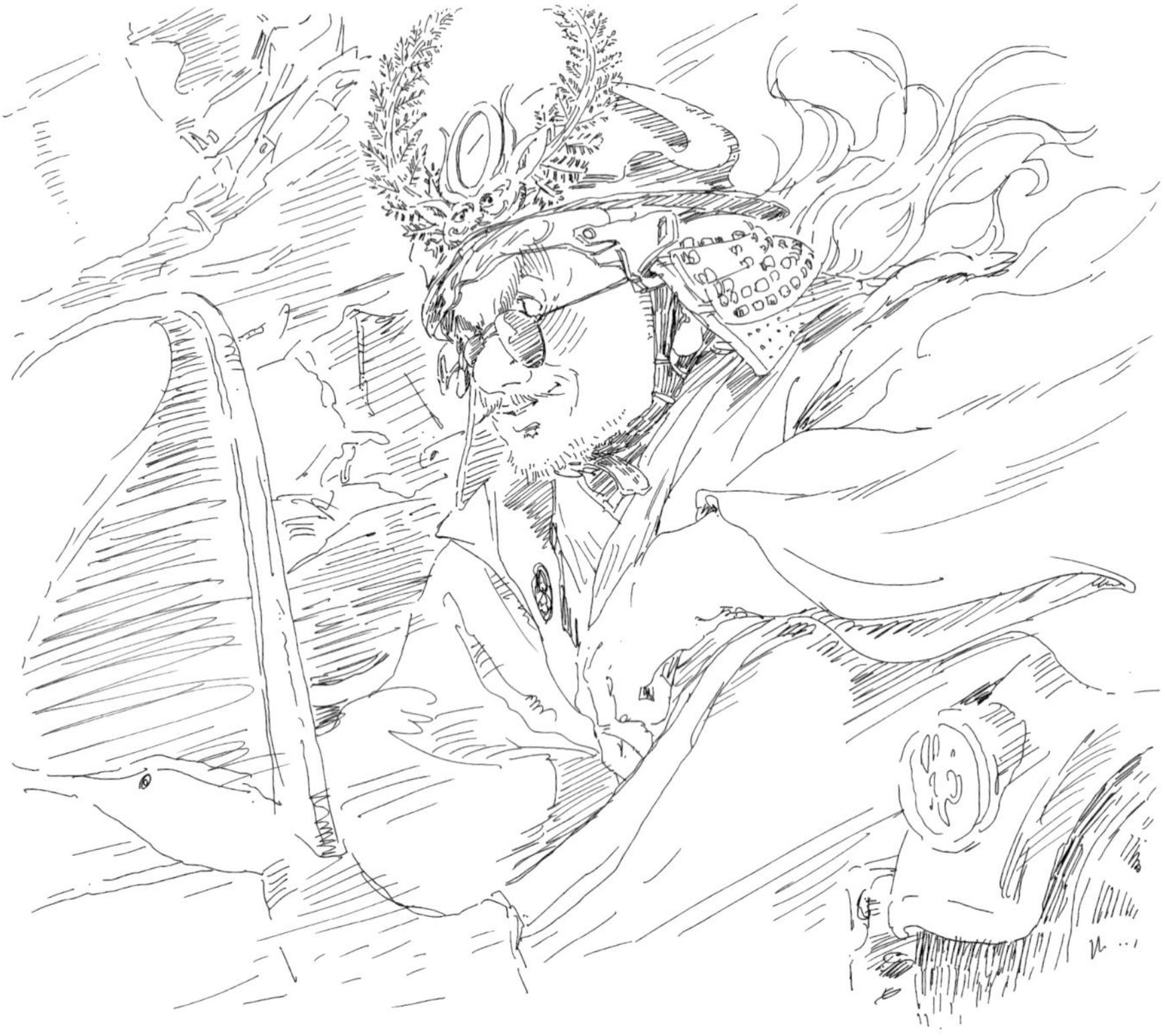

風……わしは今、風になっている！

第二章

家康の食事

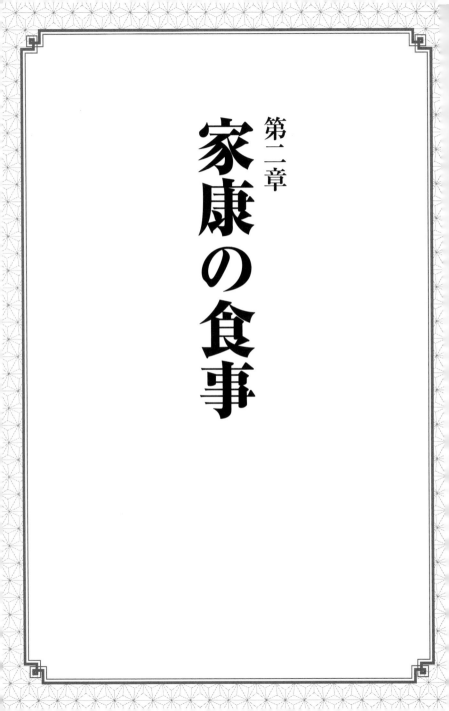

一、主婦、旬の食材を食べる編

今日は何を食べようかしら。お昼ご飯を食べている時に、もう夜ご飯の献立を考えてしまう。そんなことを何十年も繰り返している。

鶏肉が食べたい気分だけど豚肉が特売だ、とか。カリフラワーが食べたいけれどちょっと高いからブロッコリーにしとこうか、とか。自分の食べたいものとは無関係な献立になる日も多い。

そうでなくても夫は偏食家だ。

ドゥルッとした食感が苦手だから、トマトもイクラも食べられない。畑の幸も海の幸も食感でひとくくりにされてはたまったものではないだろう。私はどちらも好きなのに。サヤエンドウは噛むときキュキュッとなるのが嫌いだというし、椎茸は風味が嫌とか。霞《かすみ》でも食ってろ。なんて思うこともしばしばだけれど、そうは言っても夫にご飯を「美味しい」と言わしめた日には、それ見たことかと得意にもなる。

そんな折、海の向こうの戦争の影響でまた食材が値上げですって。

こうなると食卓に並ぶのは、冷凍野菜とか、缶詰だとか、いつでも手に入るものばかり。もちろん美味しい保存食を開発してくださる食品会社や、農家や漁業・酪農に関わる皆様の努力には頭が下がる。けれど最近はただでさえ夏と冬が長く、春と秋が短い。春なんて桜が咲く一瞬だし、秋が来て紅葉を待つ間に冬のコートを出す。そんな中で季節感のない食事をしていると、味覚も鈍感になる気がする。春先に栗ご飯を食べたいと思うのは、さすがに風流じゃない。なんて日々の中、今日は焼き魚にしようとスーパーの鮮魚コーナーに向かった。ここは魚を選んだらその場で捌《さば》いてくれるから大助かりだ。

「へい毎度！」

迎えてくれたのは老齢の男性のパートさんだった。立派な髭を生やし、白い帽子を被っている。その佇まいはまるで料亭の板前さんのようだった。普段は私と同年代のおばちゃんなんだけど……新人さんかしら。名札を見たら「徳川」だって。まあなんて仰々しいお名前。

「今日のオススメってありますか？」

のぞきこんで訊ねると、徳川さんは見た目どおりの渋い声で答えた。

「今の時期は断然、鯛じゃ。わしも、この季節にはよく献上されたものを食ったもんじゃ」

「鯛、美味しいわよねえ」

「うむ。日陰に干せば小半時ほどで充分食える干物になるぞ。あるいは、油で揚げるのも良い」

「フライに？　ああ、それもいいわねえ」

「そう。乙なものでな。しかし天ぷらには気を付けなされよ」

そう言ってガハハと笑った。チャーミングで、徳川さんって面白い人。

そういえば、徳川家康は鯛の天ぷらに当たって亡くなったとか聞いたことがあるけど。

「わしは天ぷらが好きでな。決して、天ぷらの食当たりで死んだ訳ではないぞ」

「あらやだ、声に出てましたか？」

「よく言われるんじゃ。四百年前から有名人なもんでな」

照れ笑いするその姿は、なんだか本当に家康みたい。面白くなって、私はこの人に今日の献立を決めてもらうことにした。

「鯛は……やっぱり焼こうかしら。他には何がいいかしらねえ。私も主人も若くはないし、すぐにお腹一杯になっちゃう。それに二人きりだから、あんまり豪勢にして残すのも勿体ないわ」

「答えは一つ。旬のものを食べることじゃ。たとえば、いつも〝らあめん〟ばかりでは罪悪感がわくじゃろう？　この時この瞬間だからこそ食べられるものこそが、豊かな世の食事というものじゃ。旬の食材は栄養を溜め込んでいるからのう。逆に、旬を外れると栄養はすっからかんだし、傷みやすい。というわけでわしのおすすめは、莢豌豆《さやえんどう》と豆腐の味噌汁じゃ」

「でも、主人がサヤエンドウ苦手なのよね。歯ごたえが嫌だって」

「時季外れのものだとそうなる。わしは昔、秋の終わりに信長公から桃を頂戴したことがある。しかし全部家臣にやったわ。悪いがそんなもの食う気が起きぬ。今の時期の莢豌豆なら、筋を取って良く火を通せば柔らかくなるぞ。他には……最近知った野菜だが、〝あすぱらがす〟も今が旬だ。さっと茹でるだけで美味しくなるぞ。……と、鯛の切り身の用意ができたぞ」

「あら、ありがとうございます」

帰宅した後、すぐに料理に取りかかる。人に献立を決めてもらったのは久しぶりだ。手順が決まっていると、自ずと動きもテキパキする。

いつもより少し早い時間に夕飯ができて、夫も驚いた様子だった。

食卓に、こぢんまりと並ぶ旬の料理を見て、感心したように言う。

「なんだか今日は、いつもと様子が違うな。いや、いつも美味しいんだが、なんだろう。今日は見てくれが『しっくりくる』というか……」

「見てくれだけじゃありませんよ」

二人で食卓を囲む。

「サヤエンドウの……味噌汁？　あんまり食ったことないなあ」

「好き嫌いもほどほどになさいな。サヤエンドウは今が旬だから、是非食べてみて」

「ふむ……ああ、美味しい」

「でしょ？」

気のせいか、いつもより会話がはずむ気がする。

「今だから食える、みたいな感じのものが並ぶと嬉しいな。たまにはいいな、こういうのも」

舌鼓を打つ夫の表情に、私は得意げに答えた。

「毎日いいのよ。旬のものを食べていれば、日々の食事も豊かになるわ」

徳川さんの受け売りだけど。

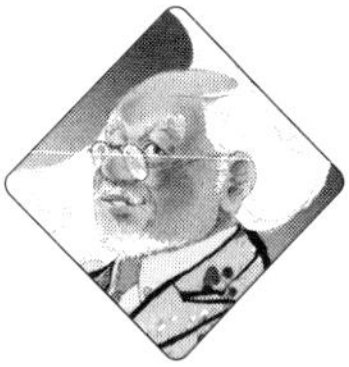

旬の食材を食べるべし

現代は、旬や地域性にこだわらず、年中好きなものを食べることができるようになった。保存技術や輸送分野が大きく発展したおかげじゃな。わしの頃はそういうわけにはいかぬ。旬でないものや珍しいものを口にするのはおっかなくて、よもや体調を崩すようなことがあってはならない、と避けていたものじゃ。

今の世の中は周りを見渡すと、ファストフードやファミリーレストランが台頭し、肉食を中心にした動物性脂肪の摂取量が格段に増えたようじゃな。肉類を食べることは必要じゃと思うが、問題はそれと共に食物繊維やミネラルの摂取量が低下してしまったことじゃ。また、健康ブームに乗って、一品主義、つまりこれがいいと言われれば、季節も何も関係なしにこぞってそれのみをせっせと食べるという、バランスを考えない食習慣も普及していると聞く。いったん根付いた習慣を変えることはなかなか難しい。そうしてみると、現代人は一種の栄養不良に陥っているようにわしは思う

徹底した食事管理

織田信長が桶狭間で今川義元を討ち倒すと、晴れて人質生活に別れを告げます。そして、織田家の人質時代に親交があったともいわれる織田信長と同盟を結びますが、同盟といっても立場は対等ではなく、織田信長に対して家臣のように従うことを強いられるものでした。ただ、食へのこだわりについては、信長といえども、従いませんでした。

がな。

旬の食材のメリットは、まず単純に「美味しい」ということ。そして、「栄養価が高い」ことが挙げられるな。例えば、ほうれんそうの場合、旬である冬には夏と比べてビタミンＣの含有量が3倍にもなるのじゃ。旬外れに同じ食品から同じ量の栄養を摂取しようと思えば、旬の時期よりたくさんの量を食べなければならない。なるべく美味しく味わって効率的に栄養を摂取するために、旬を知っておくことが大切じゃ。

そのほかにも「自然の摂理に従っている」というのも、旬の食材を食べることの大きなメリットじゃ。どういうことかというと、旬の食材はわしらの身体に良い作用をもっているからなのじゃ。

例えば、フキなどほろ苦いものが多い春の山菜には、その苦味成分に「身体の毒素を出す」という作用がある。冬のあいだには、さまざまな毒素を身体に溜め込みがちなので、それらを排出してくれるというわけじゃ。

ほかにも、きゅうりやトマトといった夏野菜には「身体を冷やす」働きを持つカリウムがたくさん含まれてるし、逆に冬に旬を迎える根菜類には「身体を温める」働きがある。

旬の食材を食べることは、生き物としてごく自然なことであり、自然の恩恵をしっかり享受するために、大切なことなのじゃ。

家康は季節外れのものは口にせず、旬の食材だけを口にしていました。織田信長から贈られてきた季節外れの「桃」を、家臣が珍しがって感心する中で、家康だけは「季節外れのものは食べない」と食べることを拒んだという逸話が残っているほどです。時季を外したものは栄養価が低いと踏んだのでしょう。食べ慣れた旬のもの以外は、上司の贈り物でもご免こうむる。かたくななまでの食事管理が家康の健康を支えていたのです。

	9月	10月	11月	12月	1月	2月
冬キャベツ				■	■	■
しいたけ	■	■	■			
冬レタス			■	■		
まいたけ	■	■				
まつたけ	■	■				
さつまいも	■	■	■	■		
にんじん		■	■	■		
だいこん			■	■	■	■
ながねぎ			■	■	■	■
はくさい			■	■	■	■
ほうれんそう			■	■	■	■
ブロッコリー			■	■	■	■
せり				■	■	■
秋刀魚（さんま）	■	■				
鮭（さけ）	■	■	■			
鯖（さば）		■	■	■		
鱈場蟹（たらばがに）			■	■	■	■
鱈（たら）				■	■	
鰤（ぶり）				■	■	
巨峰	■					
かき		■	■			
りんご		■	■	■		
みかん			■	■	■	
いよかん					■	■

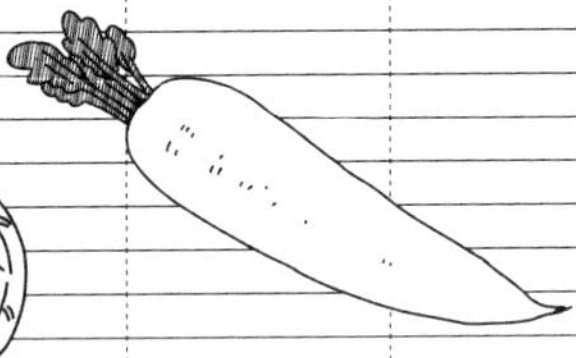

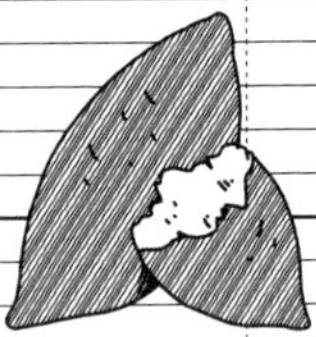
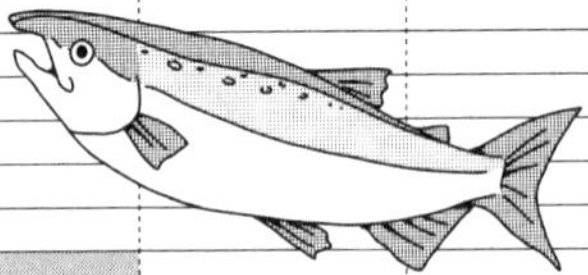
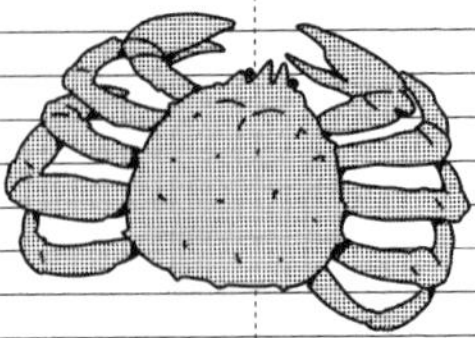
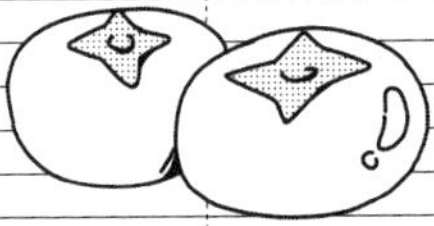

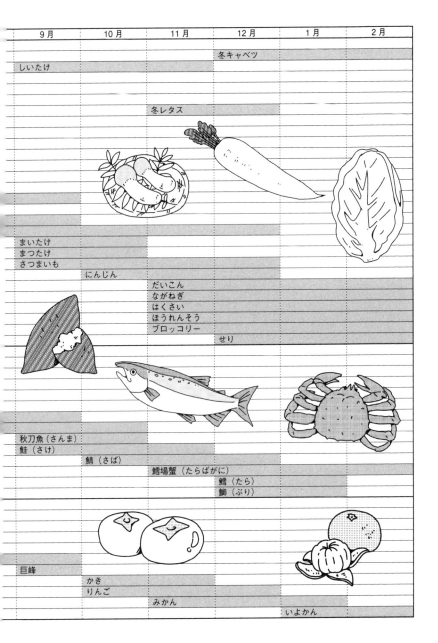

◆野菜類・きのこ類・魚介類・果物類の旬カレンダー

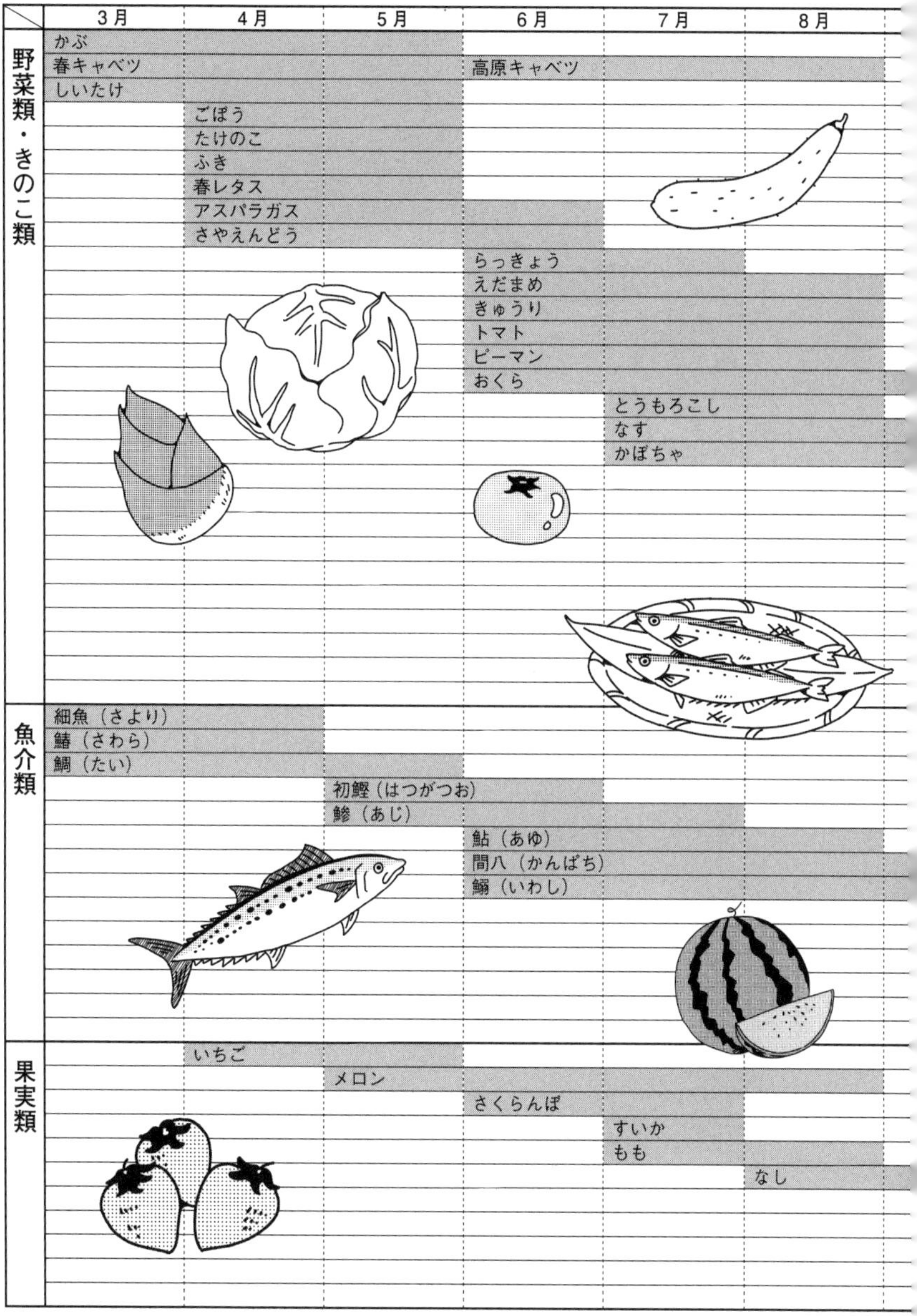

	3月	4月	5月	6月	7月	8月
野菜類・きのこ類	かぶ					
	春キャベツ			高原キャベツ		
	しいたけ					
		ごぼう				
		たけのこ				
		ふき				
		春レタス				
		アスパラガス				
		さやえんどう				
				らっきょう		
				えだまめ		
				きゅうり		
				トマト		
				ピーマン		
				おくら		
					とうもろこし	
					なす	
					かぼちゃ	
魚介類	細魚（さより）					
	鰆（さわら）					
	鯛（たい）					
			初鰹（はつがつお）			
			鰺（あじ）			
				鮎（あゆ）		
				間八（かんぱち）		
				鰯（いわし）		
果実類		いちご				
			メロン			
				さくらんぼ		
					すいか	
					もも	
						なし

二、粗食じゃないよ、素食だよ編

家庭を持って痛感したのは、子供はものすごく食べるということだ。高校生の息子は既に父である私の倍は食べるし、中学生の娘もダイエットなどどこ吹く風の大食らいだ。

翻《ひるがえ》って私のことを鑑みれば、年齢にしてはよく食う方だと思う。五十代を半ばも過ぎた今もなお、好物は焼肉だし、週に二〜三回は昼食でラーメンと餃子のセットを食べている。何なら半ライスも付ける。

食べることは楽しいし、美味しいものを食べれば気分も晴れやかになる。好きなものを好きなように食べる。これこそがストレス社会でサバイブする秘訣なのだ——。

そんな話をした数日後、脳の血管が切れた。かろうじて一命は取り留めたが、今は病院のベッドの上だ。味気ない病院食が続くと、窓の外の曇り空と同じようにどんよりした気分になる。

なんて思っているところに、担当医がやってきた。時計を見れば、もう回診の時間か。入院中は時間の流れもよくわからなくなってくる。

「さて、飯田さん。調子はどうかね?」

医者は私を見下ろして言った。でっぷりとした体格で白髪に髭の老医師だ。術後に目覚めて初めて顔を合わせた時はビックリしたが、今はもうすっかり慣れた。

「お陰さまで問題ないです。徳川先生」

そう。医者の名前は徳川家康。かの有名な江戸の初代将軍と同じ名だ。大それた名前を付ける親もいたものだ……と最初は呆れたものだが、家康は医学の知識も豊富で自ら薬を調合するような人物だったとも聞く。全国から高名な医師を招き、激論を交わしたとも。暇つぶしのために妻が持ってきてくれたタブレットＰＣで調べた。ともあれ徳川医師、意外と順当な職に就いたと言えるのかもしれない。

私は包帯で巻かれた頭をさすった。

「いつ退院できますか？　急に穴を空けてしまったので仕事も溜まっているし、そろそろ病院食以外のものも食べたいし……」

「仕事が心配なのはわかるぞ。わしも、身体に不調を来《きた》すと料理番がむごい仕打ちに遭うし、寝込んだ後は髪結いの時間にも働く羽目になるし、おちおち腹も下せんかったわ」

「……は、はあ」

「しかし、検査の結果を見るとじゃな。お主の場合は食生活にもっと気を遣わねばならん。わしの世ならばそろそろお迎えが来てもおかしくない年齢だというのに、脂っこいものばかり食べよってからに。内臓も痛んでおるし、血管はボロボロ。血液もドロドロじゃ」

「でも……ガッツリしたものを食べないと、仕事する力が湧いてこないんですよ」

「なら身体を動かせ。身体は動かさぬ、食事に気を遣わぬ。死ぬために生きているのか？」

「しかし、やりたいことが多すぎて、そんなことに気を回す時間がないんですよ」

「身体が資本じゃ。そんなことなどと言って後回しにしておっては、その『やりたいこと』とやらもできなくなるぞ」

徳川先生は私にずいっと顔を近づけて凄んだ。

「気持ちはわかる。わしに言わせりゃ飯の美味い・不味いなど二の次だが、それでは文字通り味気なくもなろう。とは言え、その結果がこれなら少しは厳しくせねばのう」

「でも、どうしたらいいのか具体的にわからなくて」

「基本は一汁二菜で充分。朝食は麦飯と味噌汁、あとは梅干しか煮豆でもあれば良い。わしの好物は焼き味噌だがな。そして昼食も似たようなもんじゃ。それこそ、仕事が忙しければ昼抜きのこともあった。そして夕食にはそこに焼き魚か煮物でも食えばよろしい」

「そんな粗食《そしょく》……貧しい食事じゃ、飢え死にしちゃいますよ」

「貧しいとは何事か！」

徳川先生は私の包帯頭をガシッと摑《つか》んで更に凄んだ。

「勘違いするな。粗食とは、貧しい食事のことではない。粗食とはこれすなわち素食《そしょく》。質素じゃが、ビタミン、ミネラル等の栄養素が豊富に摂れる。そもそも日本人は、動物性の脂を分解する力が弱いとも言われる。肉などはたまの贅沢か、一日一回軽く食べれば充分なのじゃ」

頭を摑む手に力がこもる。

「もしどうしても食べたいのなら、運動してからじゃ。わしは焼き鳥が好きじゃったが、それも鷹狩りでえっさほいさと走ってからのご褒美じゃった」

「鷹狩り……？」

「うむ。その日の獲物じゃ。そうだな、もしどうしても肉を食いたいのなら、鶏肉がいい。血管を太くするし、お主にはピッタリかもな。ともかく、何を食べたいかは舌ではなく内臓に聞け。入院して暇なのだったら『本草綱目』でも読めば多少なり知識もつこうぞ」

「ひ……ひいっ」

悲鳴を上げる私を見て、徳川先生は我に返ったようでさっと手を離した。咳払いして言う。

「いや、ちと熱くなりすぎた。ま、せっかく治った頭の隅にでも置いておけ。わしなんぞは自分で口にする前に三度の毒味をさせておったから、お主くらいの年齢の頃はおよそ出来たての飯なぞ食ったことがない。そこまでしろとは言わんが、まあ引き続き養生せい」

そう言い残して、徳川先生は去って行った。……恐ろしい迫力だった。

その後、ようやく退院した私に妻が尋ねた。

「何が食べたい？　焼肉？」

「焼肉！　イエーイ！」

子供たちがはしゃぐが、私はため息まじりに首を横に振った。

「いや、麦飯というものが食べてみたいな……」

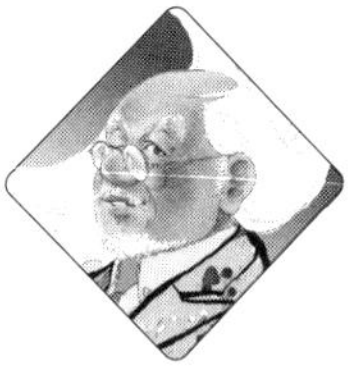

肉はほどほどに 素食を心がけよ

家康の献立

麦飯は、白米の十倍もの食物繊維と四倍のカルシウムを含んでおる。これらが胃腸の調子を整え、肥満を防ぎ、骨や歯を丈夫にすることから、麦飯は生活習慣病予防食として、学校給食のメニューにも導入されておるぞ。

麦飯に含まれる繊維は、腸のぜん動を促し、便秘予防に大いに貢献する。現代では、動物性脂肪の摂りすぎが話題にされておるが、実はそれとともに、食物繊維の摂取量が減少している点こそが問題じゃと思うよ。食物繊維の不足によって引き起こされる便秘は、健康と美容の大敵じゃ。万病の元と言っても過言ではない。

戦国武将の中には玄米を主食とするものもおった。玄米も食物繊維やミネラルに富んでおり、栄養面では捨てがたい。味の好みは人それぞれ、どちらもおすすめじゃ。

麦飯を愛した家康

いつも麦飯を食する家康を見ていて、近習のひとりが茶碗の底に白米を入れその上から麦飯をのせて出したところ、家康が不機嫌となり、『戦場で兵が満足に寝食も出来ないこの戦国の世に、どうして自分だけが贅沢が出来ようか。私が倹約をすれば戦費の足しにもなり、兵たち下々のものを労わることにもつながるだろう。』と語ったとあります。

わしの毎日の食事は麦飯のほかにも、具だくさんの味噌汁や丸干しの鰯《いわし》など、一汁一菜から一汁二菜の質素なものじゃった。

好んで食べていた豆味噌の大豆は強壮効果の高いアルギニン酸を多量に含んでおり、脳細胞を活性化する天然グルタミン酸、レシチン、ビタミンE、リノール酸も多く、行動型の人間を養成するには最適な栄養素を含んでおった。

そして、鰯には、DHAやEPAといった成分が含まれていて、記憶力・集中力の向上や目の健康維持の役割を果たす。理にかなった食生活と言えるのう。

また、わしは、雉《きじ》や鶴などの鶏肉も適度に食べておった。動物性たんぱく質を摂取すれば、脳卒中や転倒による骨折を防げると言われておる。

質素な献立は、素食と呼ばれるが、植物性の素材が中心の献立という意味もある。台湾で素食といえば、ベジタリアン料理のことのようじゃな。季節ごとの野菜は彩りも良く、歯応えも良い。年中同じような肉料理を口にするより、贅沢なことにも思うよ。素敵な食事を略して素食とも言えそうじゃな。


『麦』は繊維質が多く、麦飯は栄養が豊富です。麦飯は、よく噛む必要があるため、麦の栄養摂取プラス噛む効用が期待できます。家康の食事は、臣下には『質素倹約する領主』の姿をアピールすることもできました。

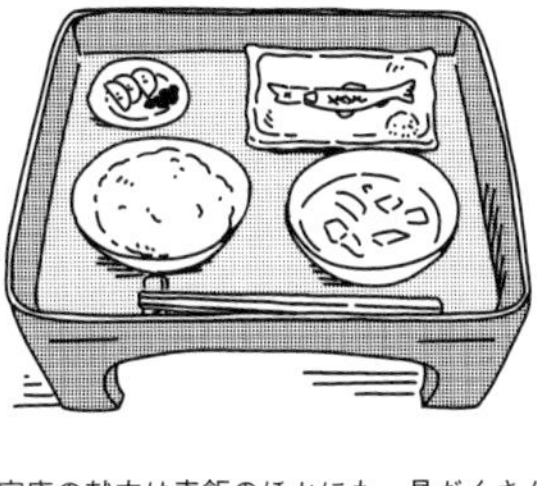
家康の献立は麦飯のほかにも、具だくさんの味噌汁や丸干しの鰯など、一汁一菜から一汁二菜の質素なものでした。

味噌は栄養の宝庫

江戸時代には、「医者に金を払うよりも、味噌屋に払え」と言われたほどの味噌じゃ。その主な効用は大豆にある。先に述べた栄養価のほかに、大豆に含まれるたんぱく質は、血管の弾力性を保持し、コレステロールを調整するので、動脈硬化予防に最適なのじゃ。

また、活性酸素の還元を担うビタミンB2、増結作用や神経疲労防止に優れたビタミンEなどを豊富に含む。

最近では、大豆のイソフラボンが女性ホルモンと似た構造をしているところから、更年期やホルモンバランスの崩れやすい女性たちから人気を集めておるな。

例えば、身近な食材では豆腐なら半丁、納豆なら一パックのいずれかを毎日食べると更年期症状などの緩和に役立つとされておるぞ。

味噌は、江戸時代から、身体を温め、血流を促し、百薬の毒を消すとまで言われた健康食品じゃった。

一方で、日本人にもっとも多いがん、胃がんの原因の一つとして近年はその摂りすぎや味付けの濃さが注目されるようになっておるようじゃ。確かに、塩分の摂りすぎはがんや生活習慣病のもと、と言われることから、

天海の養生訓

徳川家康に大きな影響を与えたのが天海僧正です。

天海は現在の福島県の生まれで、家康に重んじられ、幕府を開く際に江戸が最適だと助言したという話もあります。謎に包まれた怪僧で、107歳で亡くなったと伝えられています。

天海の故郷とされる会津は当時から納豆作りが盛んでした。煮豆を温かいうちに稲わらで巻いて雪に埋めると余熱が続き、じんわり発酵させることができます。この時代は納豆を味噌汁に入れて食べるのが普通で、天海も

また欧米の食生活が定着しつつあることからも、味噌は健康の面からやや敬遠されるようにもなってきておる。

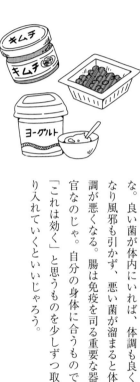

高血圧も誘発することから、塩分の過剰摂取はおすすめせんが、味噌の効用はもっと見直されてもいいと思うな。味噌汁を毎日飲んでいる人ほど生活習慣病になりにくいといった研究結果もある。

何ごともバランスが大事じゃが、何といっても日本の味噌は、和食にはなくてはならない貴重な食材としての歴史があると思うよ。

また、味噌に限らず発酵食品は「腸内環境を整える」ためにも効果的じゃよ。わしの頃にはなかったけれど、最近はいろいろな発酵食品や乳酸菌を使った食品がスーパーに並んでおるな。良い菌が体内にいれば、体調も良くなり風邪も引かず、悪い菌が溜まると体調が悪くなる。腸は免疫を司る重要な器官なのじゃ。自分の身体に合うもので「これは効く」と思うものを少しずつ取り入れていくといいじゃろう。

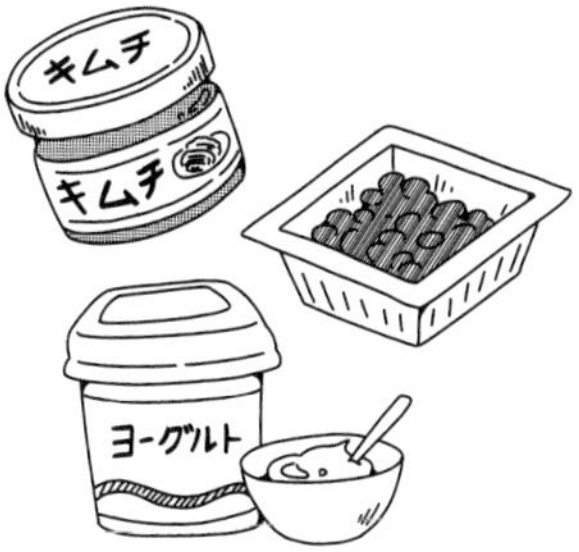

納豆汁を好み、家康が体調を崩した時に食べさせたという記録があります。

粗食をすすめたのも天海でした。地元で手に入れた新鮮な旬の食材を使い、あまり手を加えずに食べるよう助言したのです。家康は、この教えをかたくななまでに守りました。

三、ソロキャンプでいくさ飯編

連絡手段が手紙から電話、電話からＦＡＸに変わり、電子メールに変わり、そして今ではチャットに変わった。それに伴い増えてきたものは、なーんだ？

答えは仕事量。

そんなことを呟きながら、私はふうとため息をついた。日々、仕事がどんどん溜まる。アレが終わったら次はアレ……といきたいところだが、納期を考えると先にあっちを進めておいて、あっちのデータが届いたらそっちの進行を優先させて……とスケジュールの組み方が難しい。ちょっとしたパズルになって、少しでも違えると全部おじゃんになる。管理職になってからというもの、部下たちにいかにして業務を割り振るか、そんなことを考えているうちに一日は過ぎてしまう。自分の仕事もそこそこあるのに。しかもこのリモートワーク全盛期の昨今、ＰＣは毎日家に持ち帰る始末。すると夜寝る前についやってしまうのだ。「メール、どのくらい来てるかな」って。それを避けるために、最近は物理的にＰＣから遠ざかるようになっていた。

新しい趣味。

家族は付き合ってくれないので、一人で黙々と楽しんでいる。

ソロキャンプだ。

普段使いの車が小回りのきく軽バンだったこともあり、始めるのにさほどハードルは高くなかった。ネットで調べた初心者向けのテントやコンロ、タープにランタン、それからナイフ。ネットで動画を見ながらひとしきり手順を覚え、最近じゃ週末ごとにお気に入りのエリアに足を伸ばす。山梨は都心から近く、湖は多く、お気に入りのキャンプスポットだ。駐車場に車を止めて受付を済ますと、早速テントを張る。一人でも簡単に立てられる、骨組みと一体型のやつで非常に便利だ。そこにタープを張り、ランタンを据え付ける。蚊取り線香を置き、ラジオを掛ける。これで正午を少し回ったところだ。昼は簡単にお湯を沸かして袋麺を食べる。大自然の中でネギを切る、昨日仕込んでおいたチャーシューを切る。これだけで、だいぶ気分も上がってくる。ラジオからは心地良いカントリーミュージックが流れてくる。完璧だ。昼メシを食べ終えると、少し湖を散策し、帰りに薪の追加を買ってくる。あとは夕飯の準備だ。

何もかも完璧……が、ここで私はとんでもないミスをしでかした。

「……全部忘れた」

なんてことだ。夕飯用の食材一式を家に忘れてきた。Ａ５ランクの和牛ステーキ肉に、野菜たっぷりの焼きそばを作るはずだった。冷凍庫の奥深くに隠していたが、きっと今頃妻が見つけて笑っているだろう。悔しい。こんなことならせめて米にすべきだった。ならば早めに飯ごう炊さんを始めていたはずだから、散策の前に失態に気付けていたはずだ。今からまた売店に向かおうにも、既に辺りはまっくら。商店は軒並み閉まっているだろう。

今夜は夕飯抜きか……。

食事をしながらランタンの明かりで読書としゃれ込むはずだったのに、何もする気が起きない。虚空を見つめて途方に暮れる。

と、隣の男がこちらを見ているのに気付いた。ひげ面で、だいぶ年配だ。あの男もソロキャンプなのだろうか？　しかし切り株に座り、しかめっ面で焚き火を見つめている。あれではどちらかというと野営の様相だ。自分で言うのもなんだが、ソロキャンプが流行りだして変な奴も増えた。できるだけ、かかわりたくない。が、

「どうされましたかな？」

あろうことか、男は私に話しかけてきた。

「いや、なんでも……」

「そんなはずはない。先ほど、いかにも狼狽した表情をしていた。さては食材を忘れたのではないか？」

見抜かれて悔しいが、私は頷いた。一人でいる時に恥を晒すと、この上なく情けなく感じる。

しかし男はガハハと笑い、

「これも何かの縁。わしと飯をご一緒せぬか？」

こうして、私は渋々ながらもこの老人と夕餉《ゆうげ》をともにすることにした。これも貴重な経験と捉えれば良いだろう。

「それにしても、なかなか良い場所じゃ」

男は、切り株にどかりと腰を下ろして辺りを見まわした。

「さすがは武田くんの治めた地じゃ。景勝かな。感慨深いのう」

「徳川家康みたいなことを言いますね」

「いかにも」

いかにもって何だよ。と思っていると、男は焚き火を囲うように石を積み重ねて即席の焼き場を作り、上に薄っぺらい鉄板を乗せた。

そこに私は立ち上がり、自分の荷物から取っておきのものを出した。

「鉄板、私のを使いますか？　油をひかなくても焦げ付かないやつですよ。ベーコンもそのまま焼けるやつ」

「食材はないくせに、随分用意がいいな」

「……ええまあ。でも、テントもシュラフもマットもきっちり揃えてきたんです。ああ、本当に口惜しい」

「形から入るタイプだな、お主。見かけ倒しはほどほどにせえよ」

男は鼻で笑うと、傍の麻袋を引っ張り上げた。

「一人で野営するのが流行だとは聞き、わしも始めてみたのじゃが……道具に凝り始めると切りがないのでな。たいていは、そこらのものじゃ」

そして中から何やら黒いものを取り出した。

「何を作るつもりですか？　肉？」

「決まっておる。焼き味噌じゃ」

「味噌？」

「干し飯に、焼いた味噌を塗って焼く。わしの……言うなればいくさ飯じゃ。備えておくべきはこういうものよ」

「味噌か……」

「あとは干しいもある。これもあとで焼くが……まだ不満か？」

「いえ、夕飯にありつけるだけでありがたいので文句はありませんが……でもせめて、肉か魚を食べたかったというのが正直なところですね」

「魚か。あるぞ」

男は麻袋からまた何かを取り出した。持ってきたと言うことは、干物か？　と思って見ていると、まさかのもの。

「丸くて、団子みたいですが……それが魚？」

「兵糧丸じゃ。魚のすり身と豆にそば粉を混ぜてこねたものじゃ。魚とはいえ、火を通して食うから安心じゃ」

要するにカマボコの亜流か……？　そんなのは魚じゃない、と言いそうになったが、これ以上文句を言うのはさすがに人としてどうかと思う。パチパチと音を鳴らし燃える薪を見ながら、私は兵糧丸の焼けるのを待った。

「そろそろ良かろう」

竹を割って作られた皿に、干し飯の焼き味噌をのせ、干しいも、兵糧丸がのせられる。正直見た目はそうでもないが……。

「いただきます……熱っ！　あっ、うまっ！」

思わず声が出た。男はにこりと微笑む。

「なかなかいけるじゃろう？　せっかくの野営じゃ。ちょっとだけ酒も持ってきておるが、どうじゃ？　付き合わんか？」

「喜んで！」

その夜、遅くまで話に花を咲かせ、気付いたらテントの中で一人眠りこけていた。目覚めると、隣にあったはずの男のテントはすっかりなくなっていた。

「なんだ、挨拶したかったのに……」

道具や食材に凝らずとも楽しいソロキャンプを教えてもらい、お礼を言いたかったのに……。のそのそと帰り支度を始める中でふと見れば、彼のいた切り株のそばに干し飯の切れっぱしと書き置きが残されているのみだった。

『朝飯にすると良い。備えあれば、憂いなしじゃ』

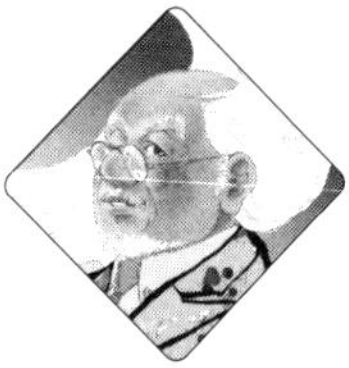

備えあれば憂いなし、有事に備えよ

戦国時代のミリメシ

「ミリメシ」「ミリタリー飯」と言って、軍隊の携帯食が、非常食にもなると人気のようじゃな。

ここは歴戦のわしが、戦国時代のミリメシ、「陣中食」についてご紹介申し上げよう。

戦場での食事は普段とは大きく異なり、腹に巻いたり腰にぶら下げたりする携行食を持っていったものじゃ。主なものに握り飯・干飯《ほしいい》、兵糧丸《ひょうろうがん》、味噌玉《みそだま》、芋茎縄《いもからなわ》などがあったぞ。

握り飯・干飯……握り飯は、現代でも食べられるおにぎりのことじゃ。干飯とは米を炊いた後で乾燥させたもので、水と一緒に食べたり、炒めたり茹でたりして食べたのじゃ。

兵糧丸……お米や蕎麦粉、豆類、魚粉などを混ぜてよくこね、丸めたもの。

地域によって材料も味もかなり違ったようじゃな。大名の中には、製法を秘密にしていた者もおったということじゃが、わしの兵糧丸の隠し味は黒ごまじゃ。

味噌玉……焼き味噌を1食分ずつ丸めたもの。お湯で溶けば即席の味噌汁になり、そのままかじって塩分補給もできた。梅干し、ワカメなど海産物、野草・雑穀などを入れたものもあり、これも地域によって千差万別じゃ。

芋茎縄……サトイモの茎（ズイキ）を味噌汁で煮しめて乾燥させ、縄状にしたもの。腰に巻きつけて運べて、普段は縄として使えるだけでなくそのままかじって食べられ、ちぎって鍋に入れてこれまた味噌汁にもしたぞ。

　またわしは食に深い教養があったからこそ、関ヶ原で勝利したと言ってもいいかもしれん。

　関ヶ原の戦いの際、雨が降り、火が

◆干飯をつくってみよう

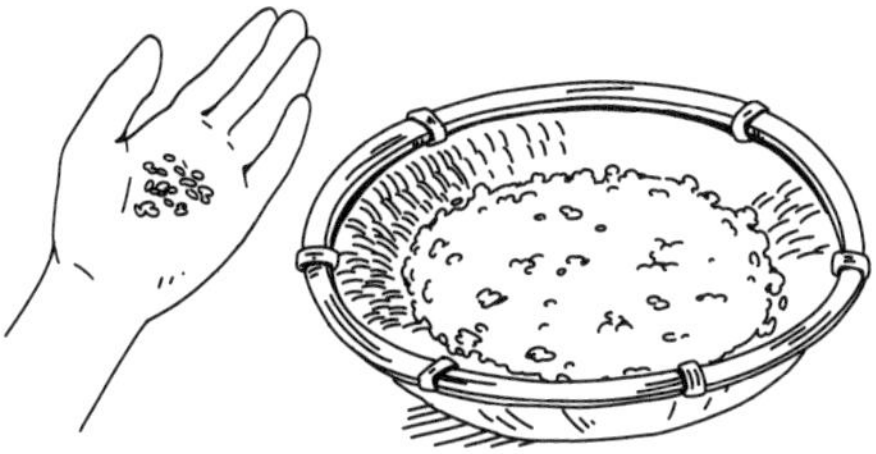

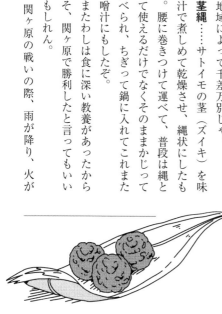

余ったご飯を水でさっと洗って天日で２～３日、カラカラになるまで干すだけです。

家康の兵糧丸

　徳川家康の『兵糧丸』は、「黒大豆」、「黒ごま」、「かたくり粉」、「砂糖」を調合したもので、１個の大きさは直径４㎝くらいのものだと推定されます。

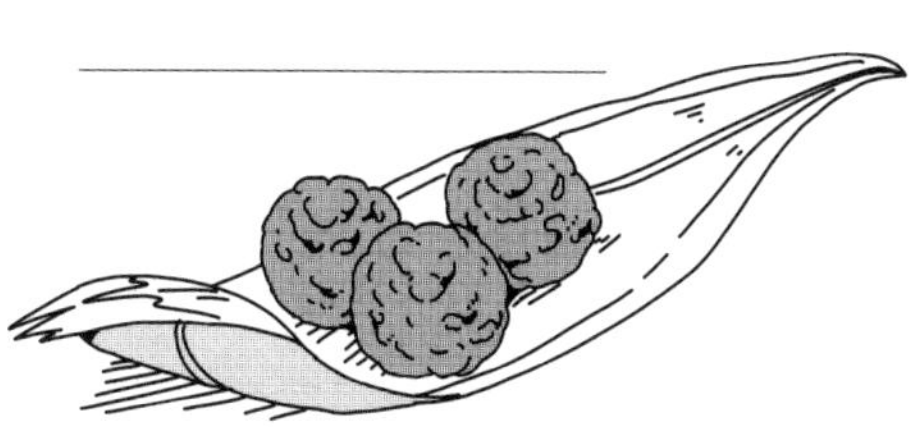

兵糧丸

使えなくなったことがあったのじゃ。

その時、お腹をすかせた兵士達の中に「米が炊けないから、生米を食べよう」という者たちがおった。ただちにわしは、全軍に命令を出した。「生米を食べると、お腹を壊すから禁止！　生米を4時間、水に浸してから食べるように」と。

生米をよく水に浸し、よく水を切って米を食べた兵士たちは、お腹を壊すことなく米を食べることに成功したのじゃ。

一方、食の雑学に詳しくなかった石田三成は空腹に耐えかねて、米粒を生のままで食べてしまったのじゃ。結果、見事にお腹をこわし、体調を崩してしまった。おそらく、西軍の兵士たちは同じように、米を生のまま食べてお腹を壊した者がたくさんいた事じゃろうな。お腹を下して動けなくなった石田三成を捕まえ、関ヶ原の戦いはわしらの圧勝で終焉を迎えたのじゃった。食の知識を持っているといいことあるじゃろう。

ただ、この「生ものは摂らない」は、有事の際だけではなく、平時も常にわしは行っていた。食べ物には必ずよく火を通し、夏でも温かいものを食べておった。これは、当時多かった食中毒を避けるための工夫じゃったが、実は健康維持にも関わるようじゃな。ウソか誠か真偽はさだかではないが、体温が一度下がっただけで、免疫力が30％下がると聞いたことがあ

石田三成「ニラ雑炊」

関ヶ原の戦いに敗れて逃亡し、捕らえられた石田三成が最後に所望したのが「ニラ雑炊」とされています。水を沸騰させて味噌を溶かし、ご飯を入れて煮込み、ニラを入れてさらに煮込む雑炊で、胃腸に優しく、血行を良くする効果が期待できる健康食です。

実は、石田三成はこれを最後の食事にするつもりはなかったとされています。逃亡中に腹をこわして下痢になってしまい、ニラ雑炊で腹痛や下痢を和らげようとしたと伝えられています。

るな。翻っていえば、温かいものを食べて体温を上げれば、免疫力が高まり、病気も遠のくということじゃ。

とにかく、わしらは有事に備えて、食の知識や技術を身に付けておった。現代でも戦争に限らず、災害などで、出来合いの食事が手に入らず、自力で用意しなければならないことがあるじゃろう。

そのためにも、ふだんからいろいろな料理の知識を身に付け、技術を磨いておくことが必要じゃ。それが、いざという時、自分自身や家族を守ることにつながるぞ。

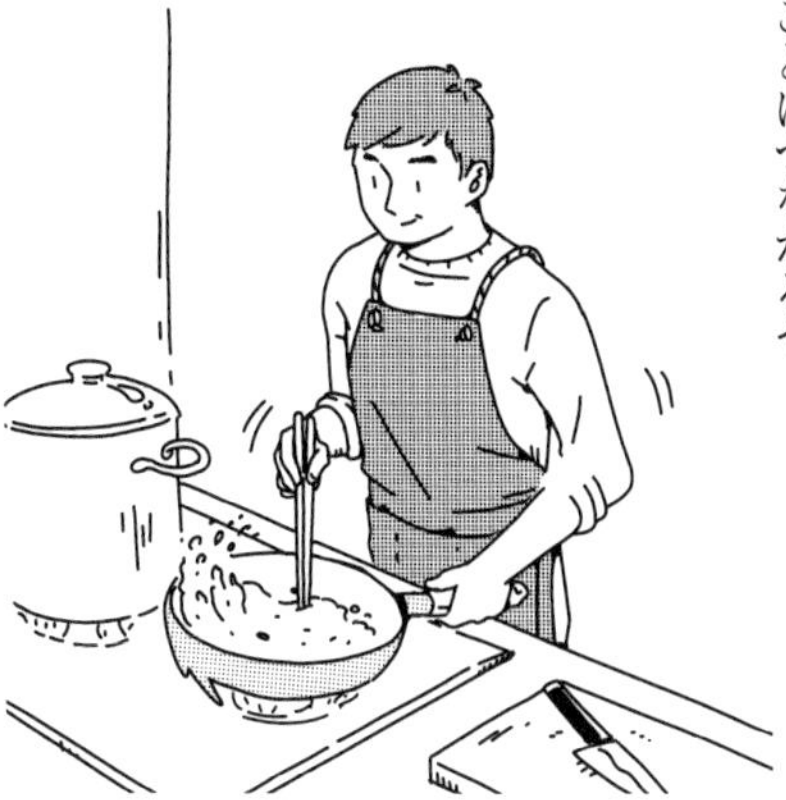

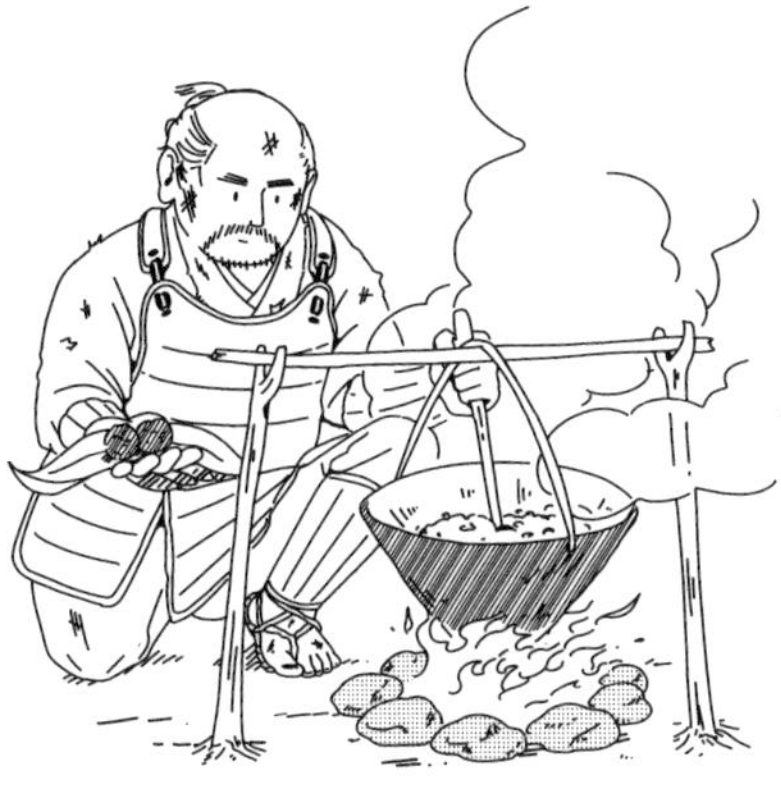

野営での調理の際はよく洗った鍛鉄製陣笠を大鍋として使い、煮炊きしていました

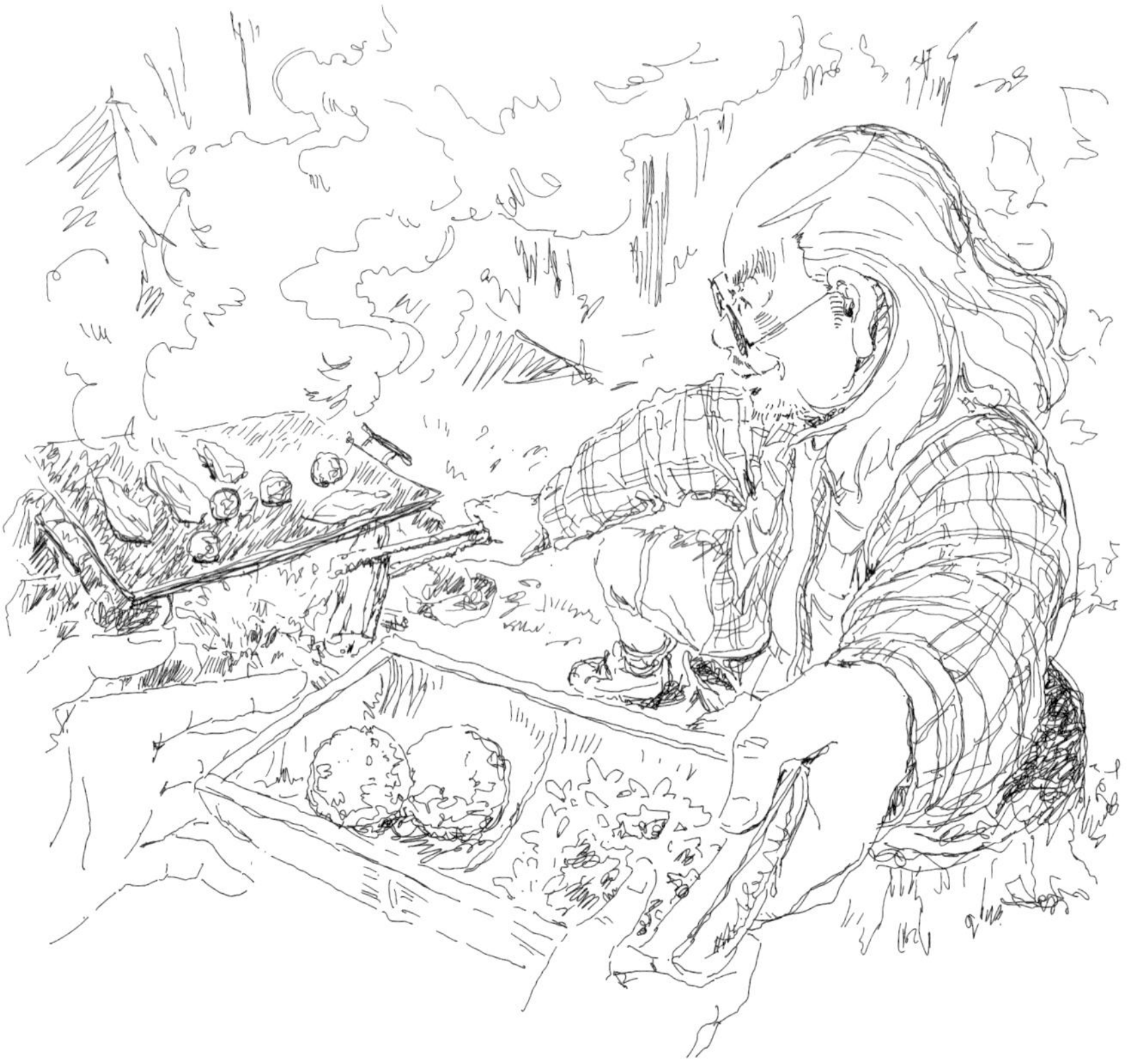

さあ食え！　毒味はしとらんがな！

第三章
家康の運動

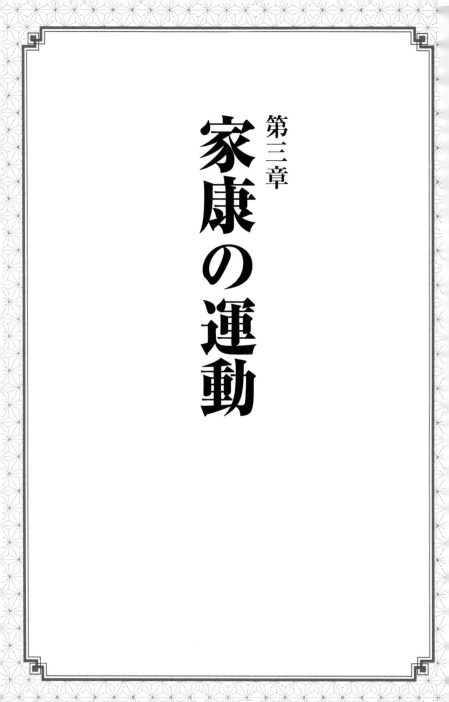

一、ゴルフ場で鷹狩編

ゴルフを始めたのは二十代の時、理由は接待だ。最初こそいやいやだったが、早起きしてゴルフウェアに身を包み、遠方までドライブを繰り返すうちに、意外と楽しんでいる自分に気付いた。コツを掴《つか》めば掴むほどに腕も上がった。そういうわけで以来三十年近く、この趣味は習慣づいている。

今日は課長とゴルフ未経験の若手社員の本多と三人で回る予定だ。若手が付き合ってくれる機会は貴重だ。楽しんでもらえるだろうか、と不安を抱きながら、ゴルフ場にやってきた。

そしてホールに出て目を疑った。

「じゃから！　わしはここで鷹狩りをしたいだけじゃ。怪しい者ではない！」

第一ホールのティーグラウンドで、和装の老人が喚いていた。しかも言動が意味不明だ。

そこにゴルフ場のスタッフが駆けつけて言う。

「あの、ここは部外者立ち入り禁止です」

「天下を太平に導いたこのわしが部外者であるはずなかろうが！」

話が通じない。課長と二人で困惑していると、先に出ていた本多がおずおずと手を挙げた。

「あの……その人、徳川家康さんらしいんですけど……」

「はあ？　家康？」

確定的に怪しい。即刻警察を呼ぶべきだ。と、老人あらため家康を名乗る不審者が突然こっちを見て叫んだ。

「本多となな？　本多正信か？」

「いえ、私はタカシです」

「相手にするな、本多！」

ただでさえ、ゴルフを楽しんでもらえるか不安なのに。しかし不審者はふんぞり返って言う。

「わしは鷹狩りに来ただけじゃ。令和の世は山の麓から川縁まで建物でごった返しているが、ここはどうだ。こんな野山はなかなかないぞ。鷹狩りにうってつけじゃ。鷹持ってこい！」

「鷹狩り？　何を言ってるんですか？　僕らがするのはゴルフです。全然違う！」

鷹狩りとは、鷹匠の放つ鷹を使って獲物を追い込む……要は、昔の武士の遊びの一種だ。

「山田さん、それがそうでもないんです」

言ったのは本多だ。

「大学で教わったんですが、鷹狩りは高度な作戦や連携を必要とするスポーツなんです」

そういえば本多は大学で日本史を専攻していたとか。すると不審者。

「そう。鷹狩りは戦の練習じゃ。さすがは本多正信。当代きっての鷹匠よ」

「いえ、僕はタカシですってば」

一体どうしたらいいのだ。課長を見ると、ジェスチャーで「なんとかしろ」の合図。そう言われても……ともかく、とっとと追い払い、本多にゴルフを楽しんでもらわねば。

「家康さん？　鷹狩りのことはわかりましたが、どうしてここなんですか？」

「周囲を見たところ、領地の境目が鉄柵で囲まれておる。ならばうっかり他人の領地に入り込むこともあるまい。わしは昔、鷹狩りの最中に昂ぶりすぎてな。獲物を追ううちにいつの間にか隣の伊達政宗くんの領地に踏み込んでしまったことがあるのだ。しかも遠くに政宗くんの姿が見えるではないか。あれはさすがに肝を冷やした。ともすれば戦の火種になりかねん」

するると本多が目を輝かせて尋ねた。

「それ、どうやってやり過ごしたんですか？」

興味を持つな！

「わしは政宗くんに気付かなかったフリをして、素知らぬ調子でその場を立ち去った。すると政宗くんも自分がわしの領地に迷い込んだと思っていた様子でな。わしがお目こぼししてくれたもんだと勘違いして帰っていった。お互い気付かなかったフリをして、事なきを得たのじゃ」

それって、事なきを得たと言えるのだろうか……？

「というわけで話を戻すぞ！　貴様ら！　今からわしがここで鷹狩りに興じるから、政宗くんの心意気を見習い、見て見ぬフリをせい！」

「無理言わないでください！　大体ここには鷹も獲物もいないでしょう？」

「お主らは鉄の棒を持っておる。それは鷹狩りの道具じゃろ？　それに、その白い玉。野ウサギや小鳥の代用品と見受けた。すなわち、お主らは鷹狩りごっこを始める算段なのじゃろう？　玉ならば兎のように意表を突いた動きもせぬ。鷹狩りの入門にもってこいじゃ。いやはや、よくぞ思い付いた！　というわけで早速……」

と、家康の背後にすうっと人影が現れた。

「大御所……こんなところにいらしたのですか」

厳しい顔をした、坊主頭の老人だ。家康を羽交い締めにする。

「いくらストレスが溜まっていても、強引によそ様に絡んではならないとお教えしたはずです」

「ふおっ？　天海くん！　だってわし、ずっと鷹狩りしてなくて……」

「問答無用。帰りますよ」

そのまま引きずられていった。

まったく、何だったんだ……。と、本多が呟いた。

「鷹狩は武将にとってストレス発散の場だったとも言われています。確かにゴルフとは共通点が多いかも」

「……なるほどねえ。じゃあ今日は、家康の分まで目一杯楽しまないとな」

「はい！　初めてで不安でしたが、楽しみになりました！」

本多の力強い返事に、私の不安はようやく消えたのだった。

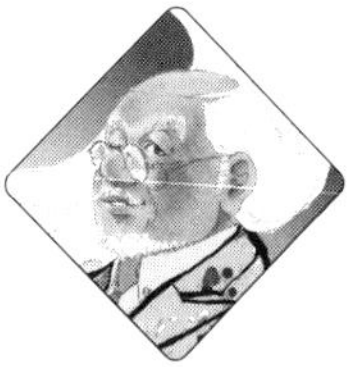

インターバルトレーニングでスタミナをつけよ

鷹狩の歴史

お主らは知らんじゃろうから、鷹狩の説明からしようかのう。

鷹狩とは、鷹を放ってその後を追い、鶴、ウズラ、雉《きじ》、鴨、兎などを捕らえるものじゃ。

鷹狩り発祥の地は四千年前の中央アジアやヨーロッパ大陸に求めることができる。これが中国、朝鮮半島を経て日本に伝わったのが一六五〇年ほど前のことじゃ。もっとも古いところでは、仁徳天皇が百済の王族から献上された鷹を用い、天皇が雉を捕らえたという記録が日本書紀にも残っておるぞ。

日本で使われた鷹は、主にハイタカやオオタカ、ハヤブサで、いずれもオスより体の大きなメスが使われた。なかでもオオタカは大変に神経質で難しい鷹じゃが、そのオオタカを使いこなす技術を独自に作り上げてきた

鷹狩をする理由

家康の鷹狩は運動のために行われていたのですが、それだけではなく他にもいくつかの理由がありました

まずは、郊外に出て民の生活の様子を観察すること。暑さ寒さにかかわらず走り回ることによって病気にかからないようにすること。また、広い狩場に部下を従えて出かけることによって、やはり戦の予行演習にもなっていたようです。

点や鷹狩りに使う美しい道具については世界的にも高い評価を得ておるぞ。鷹狩はスポーツというより日本の伝統芸能の一つとして捉えることができるな。

日本では、平安時代までは歴代の天皇たちに好まれておったが、武士たちが鷹狩に興ずるようになったのは中世からであり、信長も鷹狩が大好きだった。わしと同様、わしの子孫の将軍たちの多くも鷹狩が好きで、八代の吉宗は鷹狩に関する書物を残しておる。

わしの敬愛する源頼朝殿が鎌倉時代に富士の裾野で行った有名な巻狩りは、四方から獲物を取り囲み、追いつめて捕らえる方法じゃ。そのため鷹狩りとは異なるが、どちらも馬に乗って山野を駆け巡る点は同じじゃのう。なので、武士にとって狩りは軍事教練の場でもあったということじゃな。

江戸時代には、鷹狩は将軍家の専売特許となり、多くの大名は自由にはできなかった。さらに、武士の時代が終わると、鷹狩は急速に勢いをなくし、鷹狩ではなく「狩猟」と名を変え、その対象となる鳥獣類や狩猟期間、場所などが厳しく規制されたようじゃな。まあ、現代は大名の身分そのものがなくなっているわけじゃから、鷹狩と狩猟とは似て非なるものと言っていいだろうなあ。

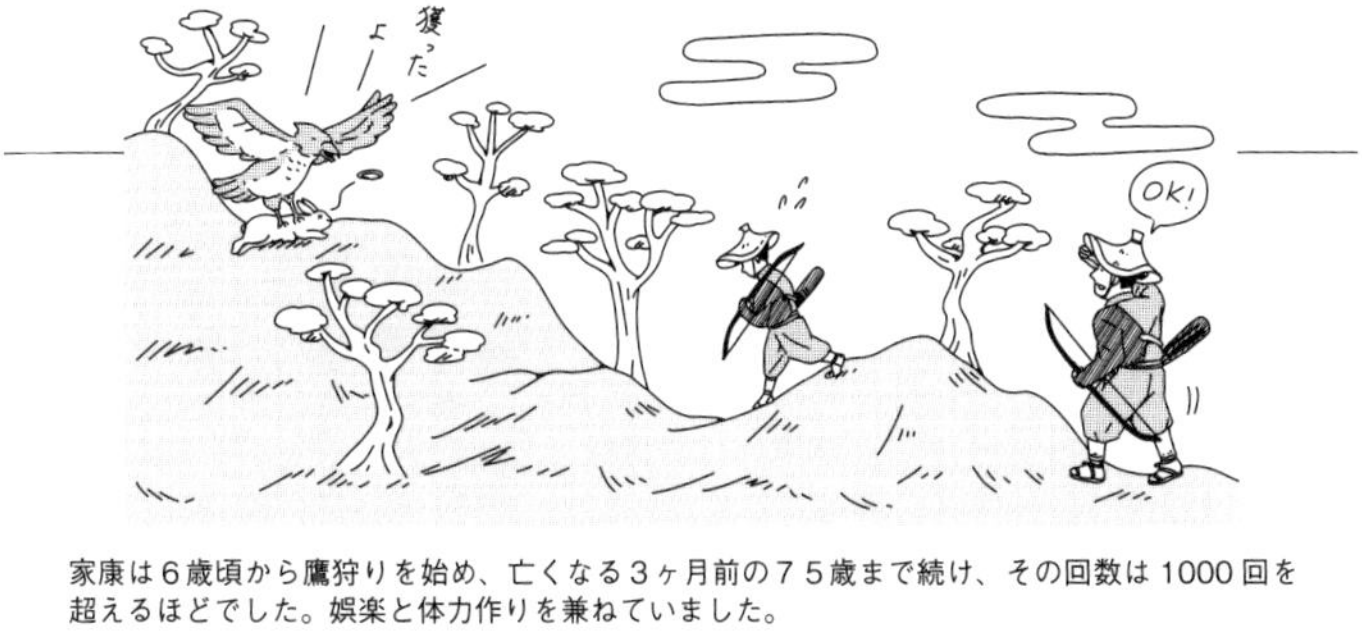

家康は6歳頃から鷹狩りを始め、亡くなる3ヶ月前の75歳まで続け、その回数は1000回を超えるほどでした。娯楽と体力作りを兼ねていました。

現代の鷹狩

さて本多くんは、「平地の少ない日本で、放った鷹を追って野山を走る鷹狩は、ゴルフと一緒ですよ」なんてのたまっていたが、わしからすれば、その運動量はむしろトライアスロンに近いものじゃったと思うよ。まあどちらも自然に囲まれたスポーツという点で、好ましいものじゃけどな。

鷹狩りを行う「鷹場」は、起伏が連なる野山。獲物を探しつつゆっくり上り下りし、獲物を仕留めたら急いで駆け寄る鷹狩りは、有酸素運動と無酸素運動を繰り返す。有酸素運動とは、体内の脂肪や糖質を酸素によってエネルギーに変えながら、長く継続して行うウォーキングや水泳などの軽めの運動のことで、心肺機能や持久力の向上、内臓脂肪減少などの効果が期待できる。また、無酸素運動とは、脂肪や糖質は使わず、筋肉中のグリコーゲンを瞬間的にエネルギーに変えて行う、重量挙げや短距離走などの運動。衰えると、転倒原因ともなる、速筋と呼ばれる筋肉を効果的に鍛えられるものじゃ。

このように、強弱をつけた運動を交互に行い、体力アップを図ることを、現代では、インターバルトレーニングと呼んでおるそうじゃ。内臓脂肪の減少や心肺機能の向上と、筋力アップといった両方の運動のメリットを一

無類の鷹狩好き

家康は幼い頃から鷹などの鳥が好きで、当時凶鳥とされていた百舌鳥を飼いならそうとしたこともあったそう。結局鷹が一番好きで、生涯行った鷹狩の回数は千回を超えるほどでした。

挙に得られる運動として注目されておる。野山や公園など好きな場所で、好きな運動を存分に楽しみながらということで、身体だけでなく心も健やかに保たれるというワケじゃな。

自然に囲まれたところでスポーツなんて贅沢だ、なんていう者は無理をして外に出る必要はない。実は速い足踏みとゆっくりの足踏みを交互に行うことで、室内でもインターバルトレーニングができるのじゃ。速い時は太ももを高く上げ、腕も大きく振る。疲れたら速度を緩め、足や手の振りも小さくする。呼吸が整ったら、また速度を速める。スタミナをつけるために是非試されるが良い。

◆室内インターバルトレーニング

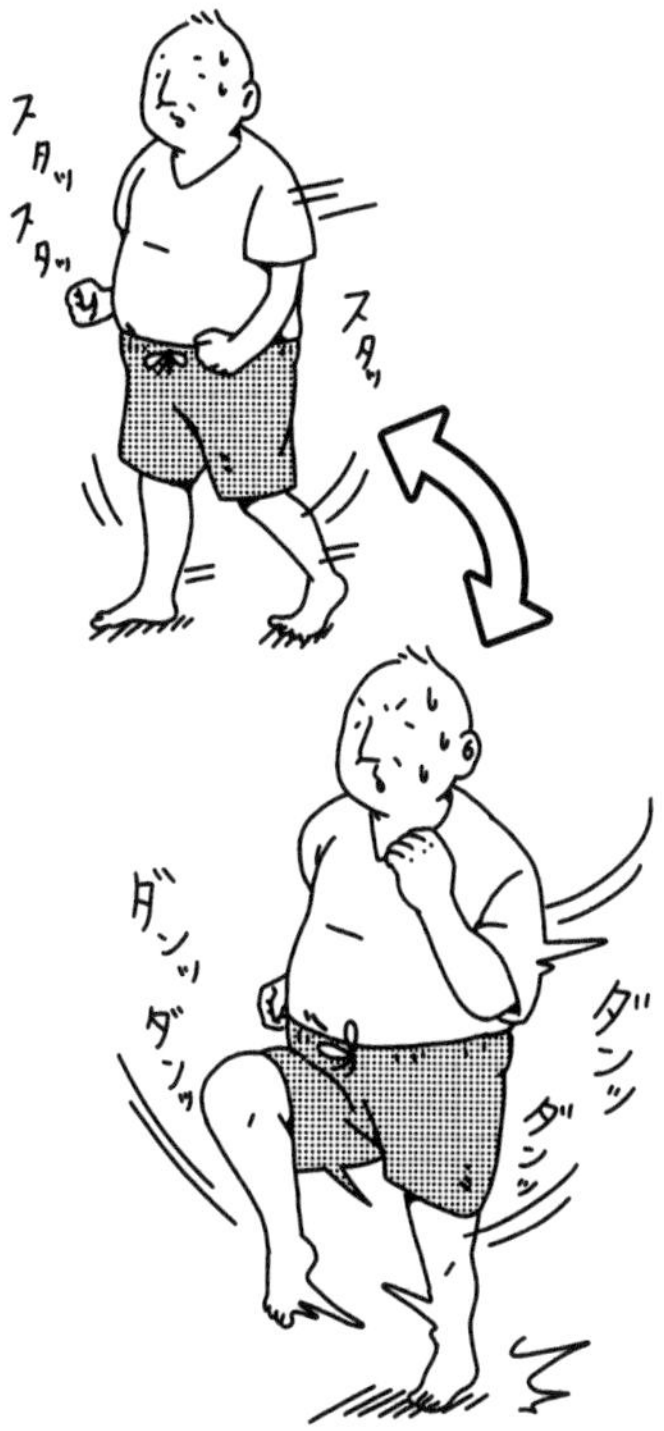

鷹狩を支えた視力

家康は晩年まで射撃の腕は衰えず、70歳の時に二羽の鳶を狙って、二羽を撃ち落とし、一羽の足に当てたという記録や、同じく70歳の時に50間（90ｍ）先の鶴を銃で仕留めたという記録が残っています。これは、射撃の腕だけでなく、その年齢でも視力を維持できた証でしょう。脳の視覚野のピント調整能力は遠くのものを見続けることで向上すると言いますが、視力が衰えなかったのは鷹狩の賜物かもしれません。

二、居酒屋で運動指南編

四十歳頃までは、多少無茶をしても一日休めば回復したものだ。しかし五十歳を過ぎて頭もツルツルになってきた昨今、さすがに体力の衰えを感じる。原因はわかっている。運動不足と酒だ。健康診断でも毎年尿酸値と中性脂肪で引っかかる。腹回りも太くなり、すっかりメタボ体型だ。

「なんて言いながら飲んでるんですから、不健康まっしぐらですね。佐藤さん」

行きつけの居酒屋は今日も賑わっている。カウンターの隣で顔見知りの若者がニヤニヤしながらハイボールをグイッと空けた。

「まあなあ。こうなると、不健康が俺の証のようなもんだな」

タバコの煙をスパーッと吐き出す。店内で喫煙できる店も最近は貴重だ。酒とタバコの組み合わせは、最高に背徳の味がする。

その時、入り口のドアがガラリと開いた。

「御免」

老齢の男性の一人客のようだ。顔に見覚えはないから、常連ではなさそうだ。

「いらっしゃい！」

店主は男を、唯一空いていた私の隣に案内したが、その表情は曇っていた。男はまるで着流しのような和装だった。立派な髭を蓄えており、眼光鋭く、好々爺とは言いがたい。はっきり言って、こんな大衆居酒屋には場違いだ。

横目に様子を見ていると、男は日本酒のリストを眺めて店員に言った。

「この大吟醸・徳川家康というのをもらおう。わしの名を付けるとは、大きく出たものよ」

「……家康？」

無意識に、私は声に出していた。すると男はこちらに振り向き、微かに口元を緩めた。

「いかにも」

異様な男の異様な言動に、店内がざわつく。すると家康は私の肩をポンと叩いて言った。

「案ずるな。幕府の世は終わった故、この宴席は無礼講じゃ」

そして家康は運ばれてきた「大吟醸・徳川家康」に口を付けた。

「なるほどなるほど……辛さの中に甘みもある。これはまさにわしじゃな。旨い酒じゃ。時に、お主らは何を話しておったのじゃ？」

反対側の若者がスッと目を逸らしたので、やむなく私はあらましを話した。血液検査の結果が芳しくないこと、メタボの診断を受けたこと……家康は首をかしげる。

「馴染みのない言葉じゃな。『めたぼ』とは何ぞや？」

「健康の物差しの一つです。原因はまあ……運動不足ですね」

「なるほど……さしずめ、目方の多い坊主で『目多坊』といったところか。得心した。とんだ生臭坊主もおったものだ。おーい、もう一杯くれ」

ガハハと笑う家康だが、私は自分のはげ頭を撫でてムッとする。

「僕は坊主ではありませんよ」

「そうか。それは失礼した。しかし聞けよ、目多坊くん」

来た酒を一気に飲み干し、家康は顔をずいっと近付けてきた。

「懇意の坊主に天海くんという者がおるのじゃが、奴に言わせれば多少は肉が付いていた方が長生きするそうだ。事実、天海くんは百まで生きた……何なら今も生きておるからのう」

天海くんが何者かは知らないが、随分な与太話だ。家康は一人で頷き、話し続ける。

「わしも体力の衰えは感じておったが、老齢になってもずっと続けられるものがある。水術じゃ」

「水術……泳ぐってことですか?」

「いかにも。幼い頃より川泳ぎは好きじゃったが、あれは心肺がたくましくなるし、足腰も強くなる。まさに全身運動じゃ。そして水の中では身体が浮くからな。年を取っても負担がかからん。なんなら今日も行ってきたぞ。稲荷神社の向こうに大きな水槽があるではないか」

「市民プールですか?」

「左様。そして、あそこの何が良いか。女性がたくさんおるでな。わしもまだまだ捨てたもんではないぞ。わしと同じ年頃の女どもにモテてモテて仕方がない」

「年寄りにモテてもなあ」

「バカを言うな。人に好かれるのは、つまり魅力の証明じゃ。老若男女関係ない。貴様は周りに構ってくれる者がおらぬから、こうして日々酒に逃げておるのだろう？　それに、さっきから吸っているそれも良くない。タバコを吸うと折角水術で鍛えても肺が台無しになるぞ」

「大きなお世話です。俺は酒もタバコも好きやってるんだ。特に酒は、いくらでも飲める」

家康は「ほう」と笑い、店員に言い放った。

「わしのツケで、同じ酒をあと四合くれ」

「いいですね。乗りましょう――はっ？」

気付けば私は、カウンターで突っ伏して眠りこけていた。大将が水を持ってきてくれる。

「起きた？　佐藤さん」

「……あれ？　いつの間に寝てたんだ……？　すみません……」

「いやいいよ。しかし面白いものが見られたねえ。佐藤さんが潰れるなんて初めてじゃない？」

そしてすうっと伝票を差し出した。

「え？　この値段は……？」

「佐藤さん、大見得切ってたよ。俺が負けたら全部おごるって……毎度あり」

参ったな。これじゃしばらく飲み歩けない。

……仕方ない。明日から市民プールでも行くか。

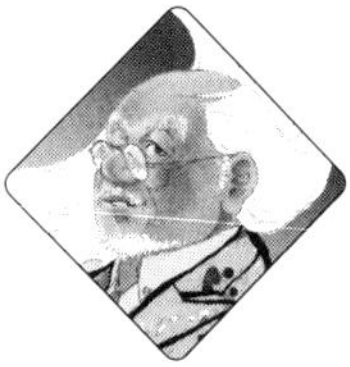

酒、タバコを控えて水泳で身体を鍛えよ

水泳の効能

水泳や水に入った後は、陸のスポーツとはまた違った疲労感に包まれるな。それもそのはず、水泳は数あるスポーツの中でももっとも消費カロリーが高いのじゃ。

例えば、それぞれのスポーツを一時間行ったと仮定した場合、消費カロリーがいちばん高いのは「クロール」で、男性は一三三七、女性なら一〇三九キロカロリーになる。二位も水泳の「平泳ぎ」じゃが、消費カロリーはクロールのおよそ半分じゃ。そして三位以下がジョギング、サッカー、バスケットボールと続く。例えば体重が五〇キログラムの人であれば、一キロメートルの距離を泳ぐと二〇〇キロカロリーの消費となるのじゃ。

また、ただ水に浸かっているだけでも、陸の上にいるのに比べ二十倍ものカロリーを消費するそうだから、水泳ほどダイエットに向いているスポ

華麗なるスイマー

水泳は若い頃から親しみお手の物。家康自らが、子や孫にも教えていたと言われています。

慶長15（一六一〇）年7月には、69歳で駿河の瀬名川で泳いだとの記録が残されています。その泳ぎは川や海での戦にも備えた日本泳法でした。

ーツもないかもしれんのう。

では、「泳ぐこと」の効用とは何か。

まずは何と言っても「一人でできること」が大きな長所じゃな。数あるスポーツの中でも、複雑な装備がいらず、グループではなくひとりでできるものは、年を取っても続けることができるのじゃ。また、水泳は浮力を利用するため、膝や腰などへの負担がかからん。水中出産という方法があるのも、この浮力を利用したものじゃな。このほか、肺機能が向上する、全身運動である、皮膚への刺激を得られるなど、いいことずくめじゃ。

◆水中ウォーキングの歩き方

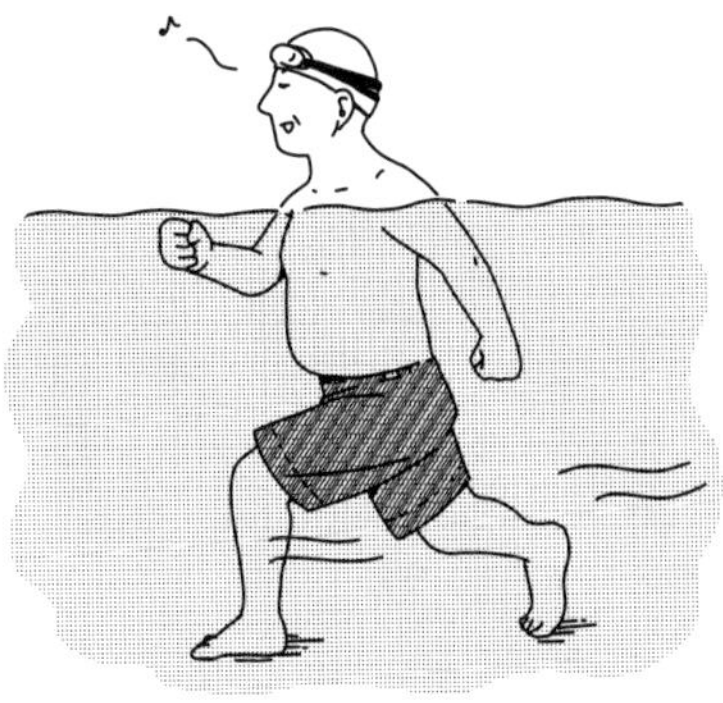

1.肩の位置まで水が浸るくらい大きな歩幅を取りながら歩く。

2.腕・肩を前後に振るようにしながらバランスを取って歩く。

3.高い位置まで膝を上げてウォーキングを行う。

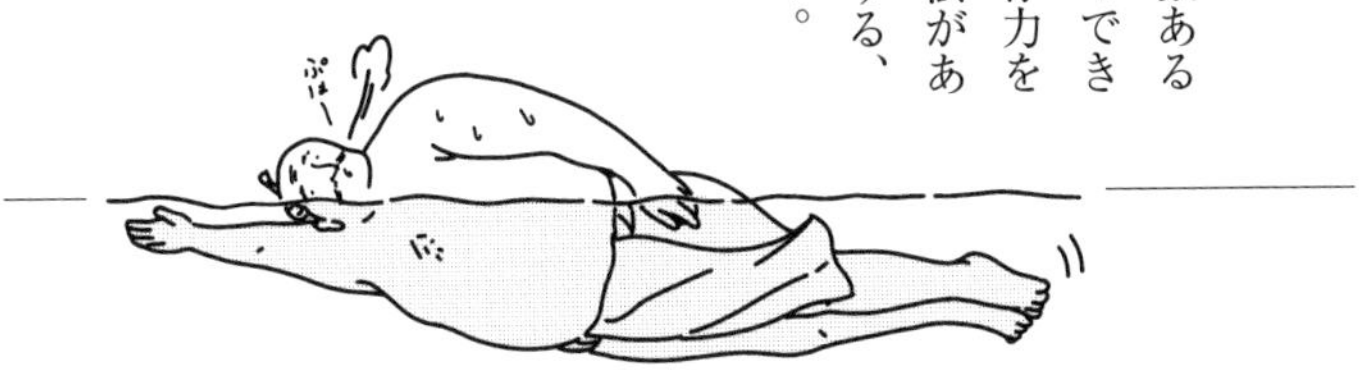

日本泳法とは、武芸の一つとして古くから伝えられてきた泳法。海や川、池などの様々な自然環境に合わせて、その目的別にいろいろな泳ぎが生まれました。最大の特徴は、長時間泳ぎ続けられるよう、水面に顔を出しているという点です。

酒とタバコはほどほどに

さて、居酒屋で出会った佐藤某《なにがし》が盛大に喫煙、飲酒をしていたから、こちらについても触れておこう。

現代の日本だと、酒やタバコは嗜好品として位置付けられ、比較的大目に見る傾向があるな。ただ、タバコについては、その成分や副流煙の有害性が立証されるにつれ、次第に世間の目は厳しくなり、「百害あって一理無し」という流れのようじゃ。分煙といい、タバコを吸える場所と吸えない場所を分けたり、タクシー内が全面禁煙になったりとタバコ対策は少しずつ進み、タバコの大幅値上げが続いているのは、つまり、そういうことじゃ。

タバコに比べると、アルコールに対する規制はほとんど進んでいないと思うが、最近は女性がアルコールを飲むＣＭに対し、内容や放映時間を制限しようとする動きがあるようじゃ。国際的な動向を見ても、今後アルコールについてもこの種の規制は多少進むことが予想されるな。タバコもアルコールもともに病的に止められない場合を「依存症」と呼ぶようになり、こうなると立派な精神疾患の位置付けじゃ。

体内に入ったアルコールを処理する酵素のひとつがアセトアルデヒド脱

家康は嫌煙派

タバコは一五八四年にスペイン船が来日し、日本に広めたのが最初と言われます。しかもこの時に「薬」と称して売られたため、元々薬好き、新しい物好きであった信長がいち早く取り入れ、ついで秀吉の時代にあっという間に全国に広がっていったのでした。一六〇〇年前後には日本でもタバコの栽培が始まり、一六一四年に起きた大坂冬の陣では、タバコ売りの姿が陣中に見受けられたと言われます。

薬と称して売られたタバコでしたが、流石に吸いすぎて健康を害する者が多発します。

水素酵素（ＡＬＤＨ）じゃが、このＡＬＤＨの働きには人種差、個人差があり、調べてみると日本人には下戸、つまりＡＬＤＨがないタイプが多いことがわかっている。だから一層注意する必要があるのじゃな。

先日は佐藤某を負かそうと、わしもつい大酒をしてしまったが、くれぐれもほどほどに、じゃ。「ほどほど」というのは、１日に日本酒なら一〜一・五合、ビールなら中瓶一本、ワインであればグラス一、二杯というところかな。そして一週間に二日禁酒日を設けるのがベストじゃよ。

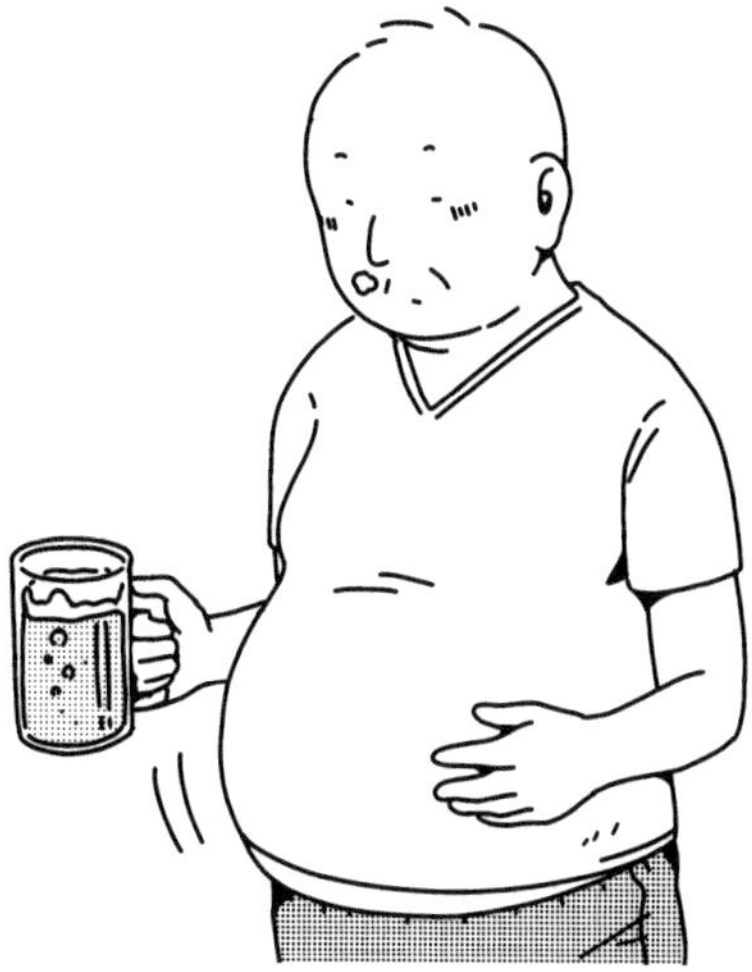

通常、タバコの害が具体的に現れるには、吸い始めて20年以上必要ですから、現代のタバコと違って当時のタバコは味も内容物もかなり荒々しいものだったのでしょう。

その後、家康が天下を取って以後も頻繁に出されたのがタバコ禁止令だったのですが、ただ禁止するだけでは効き目はなかったようです。ちなみに家康自身はタバコは嗜まず、酒も争いごとのタネになるからと、ほどほどにしていたようです。

三、馬？　いや、時代はＢＭＸだ編

足の動きに合わせて、車輪が軽快に回転する。重心を前にしてダンと踏み込むと、鉄のフレームは馬のように飛び跳ね、身体が宙に浮く。そのまま身をよじり、横に二度回転――着地！

「……決まった！　どうだった？」

「最高だぜ、ブラザー。動画見る？」

ＢＭＸ仲間のトモキに招かれ、俺はスマホで今のトリックを見る。

「重心がちょっと危ないな。これだと後ろに反りすぎだ」

「かもね。たまたま上手くいったけど、コケるかも」

ＢＭＸ――バイシクル・モトクロス。一九七〇年代初頭に、アメリカ西海岸で生まれた自転車競技だ。元々はバイクレースに憧れた若者達のものだった。それがやがて、レースのみならずフリースタイルで技を決めるジャンルも派生。今では日本でもストリート・シーンで見ない日はないほど人気のある、エクストリーム・スポーツだ。技術次第で自転車を我が身のように操れる。この爽快感は、一度ハマったらやみつきになる。

　けれど、悩みごともある。

「やっぱ、公園でやるのは限界があるな」

このスポーツは、最近世界的な大会で日本人が好成績を残し、一躍一般人からの注目を集めた。これを機にあちこちに専用施設ができるんじゃないか……そんなことを夢見ていたこともあった。けれども実際は、沿岸部にいくつかできただけで、俺たちみたいな東京の山の方のハズレに住んでいる者が気軽に利用できるような施設はない。

仕方ないから区立公園の一角でこうして練習に励んでいる。

と、そこに誰かの声がした。

「うぬら」

見れば、しかめ面をしたオッサンだった。何やら不機嫌そうだが、理由はまあ、わかっている。いつものように、なるべく平静を装って答える。

「は？　僕たちですか？」

「うむ。ここは公共の公園。あちらの立て札には、そのような行為は禁止と書かれているが？」

「……はあ」

そんなことはわかりきっている。それでも、やれる場所がないのが問題なのだ。やれる場所がない以上、やれる場所を見つけるしかない。

黙っていると、オッサンは鼻白んで言った。

「承知の上、ということか」

よく知らないオッサンだ。白髪の、小太りのジジイ。それだけならよくいる説教ジジイだが、困ったことにそうじゃない。ビッグシャツにハーフパンツ、スニーカーは……あれはあそこの店の新作じゃないか？

ファッションだけなら、俺らと変わりない。むしろ、流行を踏まえつつ独自のアレンジが光る。もしかすると、ただ注意しにきたオッサンではなさそうだ。

トモキも同じことを思ったらしく、俺に小声で話しかけてくる。

「ただ者じゃねえな」

「確かに……。あの……ひょっとしてそういう方ですか？」

俺はオッサンに話しかける。するとオッサンは顎に手をあて、答えた。

「そういう方……？　まあ、いかにも」

やっぱり。

俺はバイクから降りて、頭を下げた。

「失礼しました！　自分、次の大会に向けて練習中だったんですが、自分ちの近所だと最近監視がキツくて……それで、ここでやらせてもらってました」

「腕を磨く気持ちは天晴れじゃな。足を磨くか……？　まあどっちでも良いが。しかしじゃ。禁を破るということは、その覚悟を持つことじゃ。かつて秀吉公は問答無用で刀狩りをしたし、信長公は問答無用で焼き討ちをした。わしもかつては、問答無用でキリシタンをとっ捕まえた時期もある。そういう問答無用に立ち向かうほど、肝が据わっているようには見えんな」

「信長……？」

「簡単に言うと、矛盾しておるぞ。大会のために腕を磨くのに、自ら大会に出られなくなるリスクを冒すことの愚かさよ」

言っていることはわかる。非公式の場で練習して誰かにケガでもさせたら、大会どころの話じゃない。

「そ、そうは言っても、練習するところなんてないんすよ！」

するとオッサンはクイッとアゴをしゃくって言った。

「……ついてこい」

連れられた先は、見たこともない大きな広場だった。

「……こんなとこあったの？」

「いや、わかんねえ」

「最近、造らせた」

「は？」

「わしは先日、鷹狩りをしようと思ったが、この時代に鷹狩りができる場所がなかった。それで乗馬をやろうとしたが、身近に自分の馬を乗り回せる場所もなかなかない。しかし、そこで思い出したのだ。わしには埋蔵金がある。それを掘り起こし、友達の天海くんに頼んで何でもできる天海パークを造らせたのじゃ」

「何でもできる……？」

「どうせなら新しいことをしようと思っていたところ、このびーえむえっくすというやつに辿り着いた。乗馬に似て、体幹が鍛えられる。腹周りを細めるだとか、血流改善での若返り効果も期待できる。というわけでお主らはわしの先輩じゃ。先輩がしっかりしてくれんと、後に続く者は気が気でない。正々堂々と楽しめなくなるとあっては、気苦労が増える。苦労はいくらでも構わんが、ムダな苦労は必要ないからのう」

何やら複雑なことを言っているが、とにかくこの場所ならいくらでもＢＭＸができるらしいのはわかった。オッサンは更に続ける。

「ルールは、先に作ったモノ勝ちじゃ。それに異論を唱えたくなる気持ちはわかる。わしもそうだった。いかにして天下を取るか、倒さねばならぬ連中が多すぎて辟易したものじゃ。しかし、耐え忍ぶ間に、大事なのは心を殺さぬことだと知った。手順を守って耐え忍ぶことは、いつしかルールを壊すことの礎となる」

「……はあ」

「お主らをここに誘ったのは、ほかでもない。わしにはびーえむえっくす仲間がおらん。先輩として、わしのとりっくを見て欲しい」

そしてオッサンは自分のバイクにまたがった。ペダルをグッと踏み込み、階段に向かって軽やかに加速していく。そして――

「トモキ、見ろ！」

オッサンのバイクはトップチューブが大きめで、とても初心者が扱えるものじゃない。なのに、まるで生き物でも操るように、フレームがしなやかにオッサンの動きに連動し、タイヤは意思を持ったかのようにジャンプした。空中でまるで馬がいななくようにハンドルが天に向き、そのまま後ろに一回転して、オッサンは階段の下に着地した。

あっけにとられる俺たちの目に入ったのは、オッサンのシャツの背中にデカデカと描かれた模様……いや、あれは漢字か？

「あの背中、『家康』って書いてあるぜ」

着地したオッサンは息も切らさずグルリと振り向き、俺たちに尋ねる。

「どうじゃったか？」

「スゲぇ！　スゲえよオッサン！」

「アンタ最高だぜ！　なあ、今の俺たちにも教えてくれよ！」

「もちろんだ。よろしく頼むぞ、先輩」

「ケチなこと言うなよ！　俺たちはブラザーだ！」

「かたじけない……ぶらざあ！」

以降、俺たちは週一で天海パークに赴き、家康ブラザーと一緒に練習に励むのが習慣になった。今は三人で同時に決めるトリック――名付けて「参勤交代」の開発に勤しんでいる。

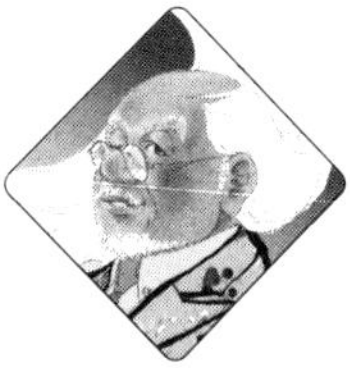

腰痛防止に体幹を鍛えよ

今の日本人には乗馬の馴染みは薄いようじゃが、これこそ有酸素運動としてダイエットにも最適なスポーツの一つじゃ。

まず馬に乗ることで自ずと背中の筋肉がスッと伸びる。従って、背筋や付近の強化につながり腰痛防止にも効果があるということじゃ。馬を速く走らせる必要はない。ゆっくりで良い……。

ん？　腰痛と聞いてドッキリの方もおるのかな？

日本人の訴える症状においてもっとも多いのが腰痛じゃ。特に働き盛りの労働者を対象にした調査では常に腰痛が上位にランクインするようじゃ。以下、わしの調べたところによると、腰痛と診断されても、その八五パーセントは原因が不明、残り一五パーセントの内訳をみると、椎間板《ついかんばん》ヘルニアと脊柱管狭窄症《せきちゅうかんきょうさくしょう》がそれぞれ五パーセント程度、あとは圧迫骨折やがんの転移によるもの、結石などの内臓疾患じゃ。

俗にいうぎっくり腰は、腰を構成する組織の不具合によって痛みを生じ

乗馬の運動効果

剣、弓、槍など、武士に必須とされた武術。家康は体力を保つため、天下統一後も武術の鍛錬を怠りませんでした。中でも好んだのが馬です。幼い頃から馬術を学び、「海道一の建騎」と称されていた家康は、70歳を超えてからも日々、馬に乗り続けました。

馬にまたがって進むには、馬上でバランスを取り続けることが必要で、腹筋、背筋、大臀筋な

るのじゃが、組織のどこがどうなっているのかは検査をしても容易にはわからん。従って、「腰椎捻挫」「腰部挫傷」などとは言うものの、原因不明の非特異的腰痛に分類されるということじゃ。

腰痛に悩む職種としてあげられるのが介護や医療に携わる人々じゃ。要介護者や患者の移動は本来複数のスタッフで行うことが理想じゃが、人手不足の業界ではなかなかそれもままならん。各社が開発を進めているロボットの発展は、このような避けられない腰痛持ちにとっても待ち遠しい技術の一つなのじゃ。

また、非特異的腰痛の要因として心理的ストレスもあがっておる。自分では気付かないうちに忍び寄るストレス、まさか腰痛とストレスが深い関係にあるなんてなかなか思いつかないために、つい我慢したり放置したりしてますます悪化させてしまうのじゃ。

乗馬は、一五〇～一六〇センチの高さの馬に跨《またが》るのじゃから、思ったよりも高い位置に我が身を置くことになり、その爽快さや快感は他のスポーツではちょっと味わえんな。動物との一体感も体感でき、現代人にとってはストレス解消にも役立

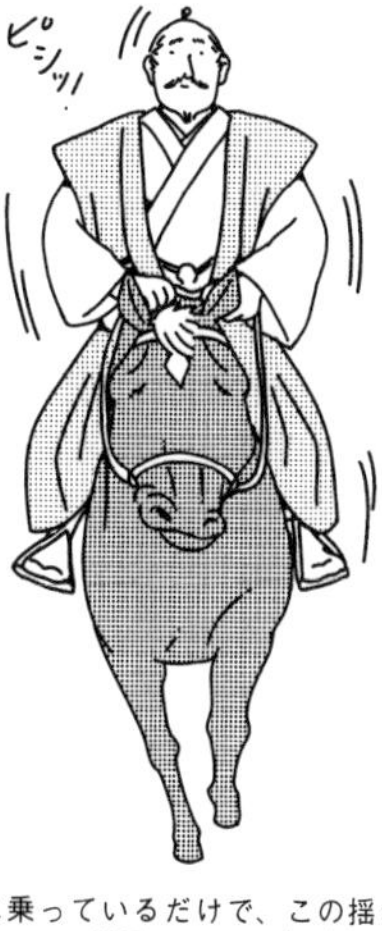

馬に乗っているだけで、この揺れ。
ダイエット効果はものすごく高い。

どが自然に鍛えられます。すると内臓が持ち上がり、お腹周りがスリムに。血流も改善され、アンチエイジングにもつながります。また馬が歩くたびに伝わる適度な揺れは、認知症予防にも効果的です。

乗馬の習慣も家康の若さを支えた要因だったのは間違いありません。

つはず、原因がわからない腰痛対策にはぴったりだと思うぞ。

あとは乗馬は転倒予防にもなる。

馬を自由自在に動かすためには、手綱というよりも足の力が必要になる。これを「脚《きゃく》を使う」といい、乗馬に親しむことは、自然と下半身を鍛えることにつながるぞ。最近ではリハビリテーションを目的とした乗馬が注目されているようで、乗馬は実に奥の深いスポーツなのだと言える。

乗馬でなくても、歩くことでかなり健康的な身体を維持することができるぞ。その際に気を付けることは、歩幅を大きくとることじゃな。歩幅の目安はおよそ身長マイナス百で、身長が百六〇センチなら歩幅は六〇センチということになる。健康を意識した歩き方を目指すなら、それより五〜一〇センチ大きく幅をとるように心がけよう。大股で歩く習慣がつけば、乗馬に匹敵するほど腰から足にかけて力がつくはずじゃな。

長寿国になったのは喜ばしいことじゃが、加齢による様々な不都合も懸念されるようになった。例えば足腰の衰え。最近は「ロコモティブ・シンドローム」、つまり運動器の障害によって要介護になる可能性の高い状態を意味する呼び名も登場したようじゃ。このシンドロームは以下の項目をチェックすることでわかるぞ。
①立ったまま靴下が履けない。

海道一の馬乗り

天正18（1590）年、豊臣秀吉の命令で、徳川家康らが小田原に向けて行軍していた最中のこと。谷川を渡るために、家康はさっと自身の馬から降りて、雑兵に渡します。雑兵は家康の馬を引きながら渡り、家康は兵に背負われて渡りました。これを見た他の武将は「真の達人」というものを知ります。達人はどのような状況でも慢心せず、危険を冒さないもの。じつは、家康は、危険な場所では常に馬から降りて歩いていたのでした。

◆体幹トレーニング

寝て片膝抱え
(左右５回ずつ)

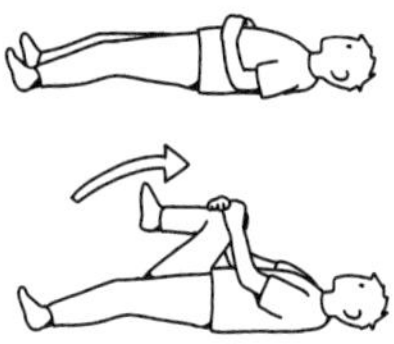

1　仰向けになり、まっすぐに寝る
2　息を吐きながら片膝を痛みが出ない範囲で胸に抱えて2秒キープ。鼻から息を吸いながらゆっくり元に戻す

サイドベンド
(左右交互３回ずつ)

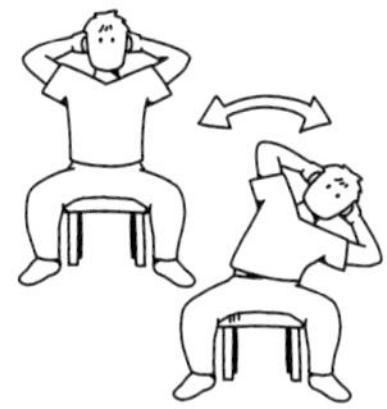

1　いすに足を大きく開いて背すじを伸ばして座る。両手は頭の後ろ。腕が上がらない人は腕の前でクロス
2　息を吸いながら体を倒し、背骨をしならせて2秒キープ。息を吐きながら元に戻す

デッドバグ
(左右 10 回ずつ)

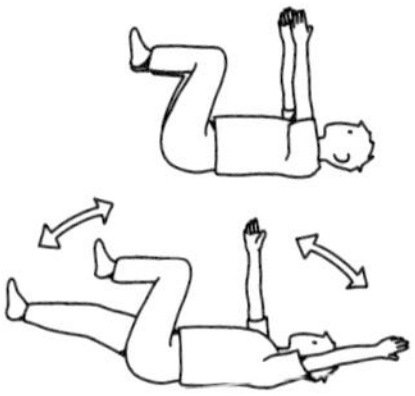

1　仰向けになり、両手両足を上げておく
2　左手と右足を伸ばして元の位置に戻す。この動作を10回繰り返し、右手と左足も同様に。あごを上げない

②階段を昇る時、手すりを使う。
③一回の青信号で渡れない。
④家の中で転んだり滑る。
⑤片足で15秒以上立てない。

いかがかな。この中の一つでも該当する方は、ちょっと本気で足腰を鍛える運動にチャレンジすることをおすすめするぞ。

かといって、みな乗馬クラブに入っていたり、ＢＭＸを所有していたりはしないじゃろう。

道具いらずで、体幹を鍛えるストレッチを上に紹介しておくので、寝る前などに毎日取り組んでみなされ。

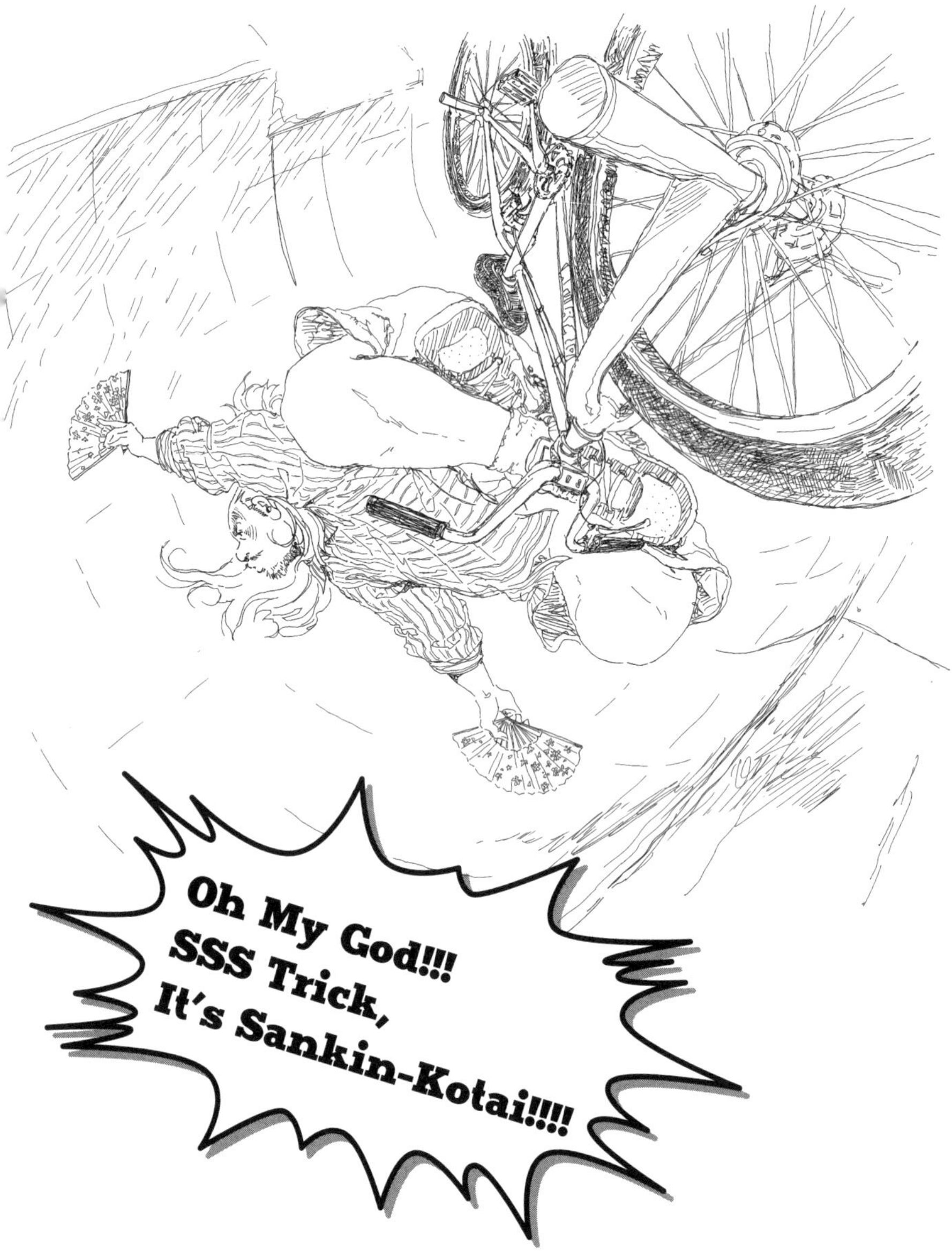
Oh My God!!!
SSS Trick,
It's Sankin-Kotai!!!!

第四章 家康の休養

一、モデルの癒し編

「お疲れ様でーす！」

スタッフの男性が言って、撮影終了。早速マネージャーさんが近づいてくる。

「ミオちゃん。今日も良かったわよ。この後スタッフさんたちとご飯に行くけど……明日の午前中はオフだったよね？」

「ごめんなさい。ちょっと今日は、すぐに帰りたくて」

空いている時間は、個人的な勉強に充てたい。今日は暑かったからシャワーも浴びたい。ていうか、そもそも飲み会が苦手だ。別れの挨拶を手短に済ませ、私はタクシーに乗り込んだ。

十七歳でスカウトされてから、モデルとして五年の月日が経った。それなりのベテランと言っていい。だから自分に求められているものは何か、それに必要な準備は何かもわかっている。

雑誌に載る私の顔を見て、読者はすぐに「太った」だの「修正してる」だの言う。言うのは構わない。個人の感想だ。けれども言われっぱなしだと制作者側にまで「あいつは健康管理も肉体維持もできない怠け者だ」と思われて、次第に仕事が減る。だから、私は私の生活の維持のために、私の美貌を維持する必要がある。

自分にとって、重要なのは「香り」だ。それは全てを癒やしてくれる。高速道路に流れる景色を見つめながら、私は運転手に訊ねた。

「すみません、アロマを使ってもいいですか？」

「お好きになされよ」

無愛想な返事を受け、私はバッグからアロマオイルの小瓶を取り出した。手首の上に一滴垂らして顔を近づけると、ラベンダーのやすらかな香りが鼻孔を突き抜ける。目を閉じて、深呼吸する。仕事から解放され、私が生き返る瞬間だ。

するると、運転手が前を向いたまま言った。

「眠気を誘う香りですな」

「ラベンダーですから……くさかったですか？」

「いや結構。身体を休めるのに、香りは絶大な効果を持ちますからな」

「運転手さんも、アロマとかお詳しいんですか？　なんだか意外」

「わしの場合は、もっぱら伽羅《きゃら》ですな」

「キャラ……？」

「香木とも言います」

香木。ニオイのする木、ということだろうか。なんだろう……？　そうだ、タンスとかの家具は木材の種類によって香りが違うとか聞いたような。あとは、ワインも樽の香りが移って深みが出るとかどうのこうのって……。それから、ほかには何があるだろう？

「わしはこう見えて香木の収集家でしてな。往事には大陸の国々に使者を送り、二十七貫ほども香木を集めさせました。今の世で言うところの百キロくらいですかな」

「百キロ？　木を？」

そんな人、いる？　思わずシート越しに、運転手のＩＤをのぞき見る。写真に写るのは、運転手と同じ顔の初老の男性。でも、その名前は……。

「徳川家康？」

「ええまあ」

驚く私に、運転手はあっさりと答えた。何？　ドッキリ？　「もしも徳川家康がタクシーの運転手になったら」とか？　いや、マネージャーさんがそんな仕事を入れるはずない。

そんな混乱する私をよそに、運転手さんは変わらず前を見ながら言った。

「たとえば白檀《びゃくだん》なんかは、お客さんに似合いそうですな。心に安寧をもたらす香りですぞ。深く眠れますし、香りが長く続くのも良い」

私はスマホで早速調べる。ふむふむ……あっ。バッグから別の小瓶を取り出す。

「これじゃないですか？　サンダルウッドって名前のやつですけど」

すると運転手……徳川さんは鼻をスンと鳴らし、ニッコリと微笑んだ。

「お客さんもお詳しいようだ。これは釈迦に説法でしたな」

「いいえ。とんでもありません。勉強になりました」

社交辞令ではなかった。実際、私はいつの間にかリラックスしており、この運転手との会話を楽しんでいたのだから。

「ほかにも、何かありますか？」

「そうですな……あとは檜《ひのき》でしょうか」

「ああ、たしかに檜風呂って香りが心地いいですよね」

「左様。血の巡りの良くなった身体に、檜の香りの染み渡った蒸気を鼻一杯に吸い込む。生き返る気分です。ところでお客さん。そろそろ目的地じゃが、次の出口で降りてよろしいですかな？」

「あっ、待って」

私はふと思い立ち、もう一度スケジュールを確認した。……アロマテラピーの検定まではまだけっこう時間がある。根を詰めるのはほどほどにして、たまには羽を伸ばそう。

「運転手さん。このまま高速を行って、先のスーパー銭湯に向かってください。今夜は檜風呂に浸かってゆっくりしたいから」

「承知」

家康さんのタクシーは私を乗せて、とびきりの癒しの場所へと向かっていった。

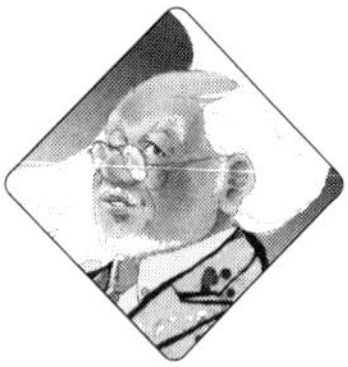

頑張りすぎはほどほどに お疲れの時は癒されよ

アロマテラピーの効能

アロマテラピーは、日本では、ファッション感覚で普及しているが、フランスでは立派な治療行為じゃ。通常アロマテラピーは嗅覚を利用したリラックス効果を狙ったものじゃが、フランスでは場合によっては医師の処方に基づき内服することもあるぞ。

精油などの香りを嗅ぐことによって、その情報が脳の旧皮質から視床下部に伝わっていく。視床下部から全身に信号が送られ、心身の安定やバランスを保つよう機能すると考えられているのじゃ。

アロマテラピーのリラクゼーション効果には確かに科学的な証明があり、例えば病院内でも不眠気味の患者に対し、安易に睡眠薬を投薬する前に、枕元にアロマを添えて心身の鎮静を図る工夫なども進められているぞ。

すぐに気分転換したい時には、ミオちゃんのように、ハンカチに一滴落

香木コレクター

徳川家康も御多分に漏れず大変なお香好きで、熱心な香木コレクターでした。家康の香木収集への想いは熱く、香木の原産国である東南アジア諸国の国王に対し、最上級の香木（伽羅）を求める書状を度々送り、27貫（およそ１００キロ）も買い集めました。また、家康公の収集した香木や香道具は２６００点にもおよび、これは日本のみならず世界随一のコレクション数だと言

として深く吸い込むだけでも、効果があるのじゃ。アロマオイルの特徴を知って、様々な生活場面に取り入れてみよう。

◆用途別アロマオイル一覧

用　途	アロマオイル
ストレス解消	サンダルウッド、フランキンセンス、ベルガモット、ユーカリ、ラベンダー、ローズマリー
イライラ、怒りを抑える	イランイラン、ブルーサイプレス、ペパーミント、マンダリン
やる気を起こす	グレープフルーツ、バジル・リナロール、ペパーミント、レモン、ローズ
気分を上向きにする	カモミール・ローマン、ベルガモット、ラベンダー、リチェアクベバ
緊張、不安感をほぐす	フランキンセンス、マージョラム・スイート、ラベンダー、ローズ
リラックス	イランイラン、サンダルウッド、パインニードル、パチュリ、ラベンダー
リフレッシュ	グレープフルーツ、ジュニバーベリー、ペパーミント、ユーカリ
集中力を高める	ジンジャー、レモン、ローズマリー
幸福な気分に	ゲットウ、ジャスミン、ゼラニウム、ネロリ

われています。

その中でも家康が愛用した香木は伽羅でした。伽羅は、香木の沈香のうち最上のものを言います。

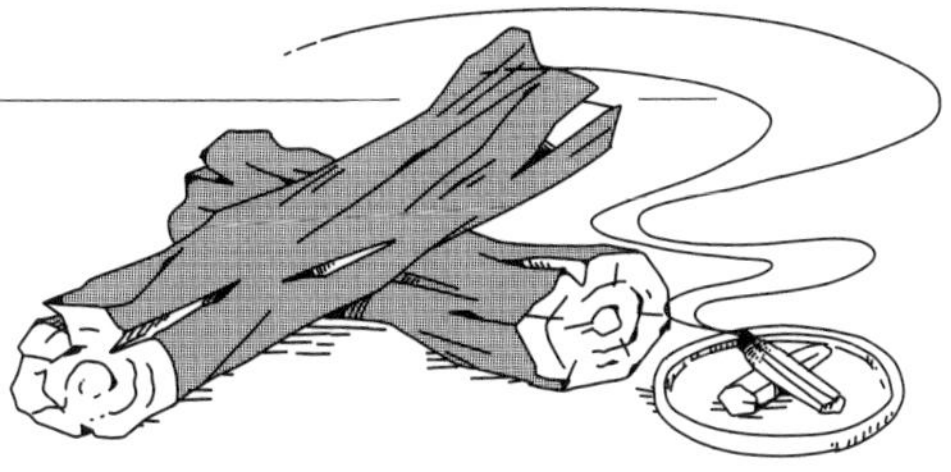

武士は薫物のように香料を粉末にして調合し練り合わせるのではなく、香木そのものを楽しんでいました。

温泉の効用

温泉の効用については、「温泉療法」として注目されているようじゃが、わしら武士たちは温泉が外傷ややけどに効き目があることを肌で知っていたものじゃ。温泉を活用することで骨折ややけがの治りが早くなったからな。

温泉の効用は、代謝機能を高める「浮力の効果」、マッサージに似た「水圧の効果」、自律神経のバランスを維持する「温度の効果」、保温をもたらす「粘性の効果」にまとめられ、リラクゼーションや冷え性予防になるとともに、アトピーなどの湿疹やリウマチ、関節痛などを和らげてくれるし、また飲むことで胃炎や胃潰瘍の回復を助けることに役立つぞ。

また、最近はあちこちで足湯を見かけるな。これが意外に人気なんじゃ。全身浴と違う足湯のメリットは何じゃろうか。

まず一つには、靴下と靴を脱げばすぐに湯に浸かれる手軽さがあるな。二つ目は、足だけと思いきや、いつの間にか全身がぽかぽかしてくる。江戸時代に書かれた「温泉の入り方」というハウツー本では、むしろ足だけだとのぼせてしまうので禁忌になっているほどじゃな。現代の研究でも、足の末梢血管《まっしょうけっかん》を温めると全身の血行を良くすることが証明されているぞ。

三つ目は、全身浴に比較し健康上のリスクが少ないことじゃろうな。血

家康と温泉

家康の強靭な体力と回復力を支えたのが、温泉の存在でした。傷が治るにはアミノ酸が必要で、これが血液によって傷口に運ばれて欠損部分を埋めるコラーゲンとなります。温泉の温熱効果は血行を促進してより多くのアミノ酸が運ばれるため、傷の治りが早くなります。

厳しい戦の後はゆったりと温泉に浸かり、次の戦に備えてきた家康。その中でもよく利用したのが熱海温泉で、家康をはじめとした徳川幕府歴代将軍に愛されました。家康は熱海を訪れると、7日

圧の高い人や高齢者、心臓に自信のない人でも気軽に楽しめるというわけじゃ。

　さらに言えば、足湯を楽しみながら、見知らぬ人々との会話が弾むこともあるかもしれぬな。裸よりむしろ足湯の方がコミュニケーションがスムーズに進むように思うじゃろ。

　ただ、気を付けなきゃならんのは、入浴中の突然死じゃ。心臓突然死は1年間で五万人に上ると言われており、その中でも、入浴中に起きるケースが全体の一割を占めるとのこと、入浴中の突然死は欧米ではほとんどないというから、いかに日本人が風呂好きかを窺い知ることができるな。

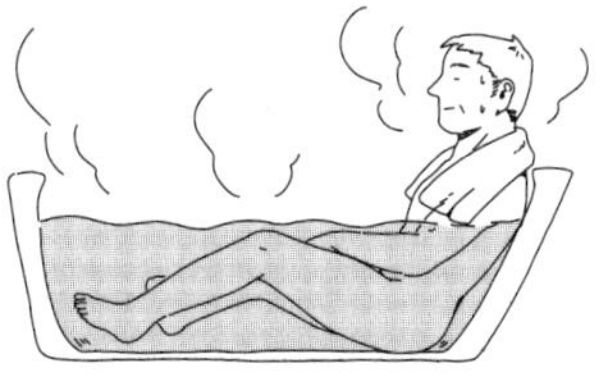
ぬるめのお湯に、時間をかけて半身浴すると、体液の循環が良くなります

　そのようなことがないよう、温泉や入浴を楽しむには次の事柄を心がけよ。
一、風呂場だけでなく脱衣場も暖かくしておく
二、肩まで入らずみぞおちくらいまで湯に浸かる
三、家族がいれば、入浴前に声をかけておく
　本来はストレス解消のために活用する温泉や風呂のはず。リスクを回避し存分にその効用を味わいたいものじゃな。


間の湯治を行ったと伝わっています。

　家康の時代の温泉は、ほとんどが露天風呂。昼間は日光浴をしながらお湯に浸かることができました。紫外線を浴びると、丈夫な骨と筋肉を作るのに欠かせないビタミンDが生成されます。ビタミンDは小腸でのカルシウム吸収率を3倍以上に増やし、筋肉のたんぱく質合成を促進。不足すると骨粗しょう症や骨軟化症に。家康を見習って適度な日光浴を生活習慣に取り入れるべし、です。

二、忍者の鍼灸編

私は社会人としてもう三十年以上のキャリアを持つ。その間にIT革命などという言葉が生まれ、パソコンの普及とともに仕事は簡便化・効率化してきた。しかし今、令和の世を眺め回せば、どうだろうか？　確かに生活は便利になったが、全てをパソコンで済ますために机の前に座りっぱなしの生活が当たり前になった。

動物の骨格は、そもそも直立歩行に適していない。座りっぱなしは更に悪い。端的に言って、私は常に腰が痛い。昨今のように暑い日が続けば、ロクに外出もせずに屋内で過ごすから尚更だ。そういうわけで私は、近所に最近できた鍼灸院《しんきゅう》に足を運んだのだった。

「十六時で予約している小林です」

訊ねた先はマンションの一階。内装は簡素だが、よく整理整頓されている。おかしな店じゃなさそうだ……と思ったが、その思いはすぐに打ち砕かれた。

「うむ。よくおいでなすった。施術担当の徳川家康だ」

徳川……？　今時仰々しい名前のその男は、太い眉に立派な髭を蓄えた老齢の男性だった。狸のような丸顔で、しかつめらしい表情で私を射貫くような目つき。異様な……よく言えば異様な風格の持ち主、悪く言えば単に異様な男だった。

「して、今日はいかがなされた？」

「はい。腰と背中が全体的に凝っていて、鉄柱でも入っているかのような感じがします」

「多くは語るな。まずは見せよ」

そっちが聞いたのに……訝《いぶか》る気持ちを抑えながら、私はベッドにうつ伏せになった。

徳川家康の分厚い手が、私の腰をグイッと押す。まさか力任せにほぐす気か？　あれはあとで揉み返しが……と不安になっていると、徳川家康はため息とともにこう言った。

「お主もか」

「何がですか？」

「筋肉が凝り固まっている。これでは体中に血が行き渡らん。放っておけばエラいことになるぞ。いや、もうなっておるのう。座りっぱなしはほどほどにせんといかんというのに」

徳川家康は傍の小箱から、何かの道具を取り出した。たくさんの、針のようだ。

「鍼灸？　免許持っているんですか？」

「皆伝じゃ」

そんなのあるのか？

「その昔、服部半蔵から手ほどきを受けた。わしに任せよ」

服部半蔵といえば、かの有名な伊賀忍者の頭目の名だ。確か徳川家康は忍者を配下に置いていたと聞くが……。

「半蔵から習った必殺技を試してみる」

「必殺？　いえ、殺されては困ります。痛みをほぐしてもらいたいんですが……」

「奇異なことを申すな。わしは『秘技』と言ったんじゃ」

家康は私の肩甲骨のあたりに手を置いた。

「いくぞ！　必殺！　肩甲骨射貫《いぬ》き！」

やっぱり必殺って言った……！

危険を感じて身をよじる。しかし分厚い手に押さえつけられ、少しも身体を動かすことができない。その隙に、徳川家康は私の背面にいくつもの鍼《はり》を刺していく。

「戦の時は、疲弊した兵士たちを半蔵たちがこうして治療していたものじゃ。兵士たちを使い潰すわけにはいかんし、手厚く看てやらんと士気が下がる。塩梅はどうじゃ？」

「あたたたったたたっ、痛い、痛いです！」

「むう？　やはり半蔵のようにはいかぬか。ガハハハハ」

「笑ってる場合ですか！」

「ツボの場所は人により異なるからのう。半蔵は、それを見つけるのが上手かった。それより次は仰向けになれい」

徳川家康は高笑いしながら私を仰向けにし、顔に熱々のタオルを乗せた。

「熱っ！　なにすんだ！」

「眼球マッサージじゃ。布巾で目元を温めて、眼球そのものを揉みほぐしてやる。血行が良くなってスッキリするぞ。暗くなってもモノが見える」

「言葉が既に怖いんだよ！　……て、痛い痛い！」

そんなこんなで、私はおよそ三十分の間たっぷりと謎の施術を味わう羽目になった。施術終了と同時に、身を起こして言い放つ。

「なんて酷い店だ！　この狸親父が。金など払うもんか！」

すると徳川家康はニヤリと笑みを浮かべた。

「なかなか肝の据わったことを言いよるわ。よかろう。今回は初回限定さあびすじゃ。気が向いたらまたやってこい」

「二度と来るか！」

怒り心頭で私は店を出た。まったくとんだ災難だ。滅多なことじゃ怒らない自分だが、ネットの口コミサイトに星一つの評価を付けてやる。

そう思って眠りについた翌日。どういうことだろう。

「身体が軽い……」

治っていた。

一週間後、もう一度訪ねると店はすっかりなくなっていた。

……私はやはり、狸に化かされたのだろうか？

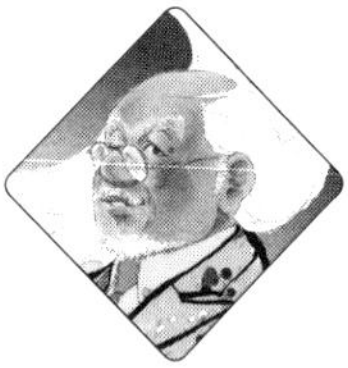

マッサージで自分の身体を労りなされ

現代の生活は、どんどん合理化が進み、便利になっていく反面、身体に良いものが少なくなり、負荷がかかるものが多いように思うぞ。このような環境の中で生活しながら健康を維持するためには、多少は自身で努力することが必要じゃ。身体を温める、動かす、呼吸法を行う、バランスを考えた食生活をする、ストレス解消法を見つけるなど、自分なりの努力をしていかないと、健やかな生活を維持するのは難しい。それはまさに、東洋医学の「未病《みびょう》を直す」、病気にならないための「予防医学」の考え方に通じておる。

わしに「未病」を教えてくれたのは、曲直瀬道三《まなせどうざん》先生じゃった。先生からは実証医学的な医術とともに、「賢者は、平静時から自らを悟るが、愚か者は病気になってはじめてあわてるものだ」という、「未だ病気にはない」状態の養生のポイントについて教えていただいたものだ。

曲直瀬先生はまた、鍼灸の達人じゃった。「病は気から」とは、気の持

曲直瀬道三

曲直瀬道三はもともとは地侍の息子で、名を堀部正慶といいました。幼少時から寺で漢学を学び、のちに明に

ち方によって、元気にも病気にもなるという意味じゃが、東洋医学では、この「気」のことを生命エネルギーととらえていて、これをコントロールするように働くのが、「ツボ」なのじゃな。そのツボをめがけて、鍼や灸をする。ところが、ツボは頭のてっぺんから足元まで、約三六〇あって、選ぶのも探すのも難しくてな、対症療法的な形で鍼灸をするなら、やはり専門家に頼らざるをえんな。

自分で行うツボ押しは、忍者から教えてもらった。あいつらは、自分らのどの部分を大切なのか心得ておって、それに必要な方法を独自に学んでおったのじゃな。

例えば忍者にとって視力は必須の武器。闇夜の中、神経を集中せなばならない場面も多く、目の疲れやそれによる頭痛はなるべく早く解消させておくのが常じゃった。眼鏡も目薬もなかった時代、忍者らは「ツボ」を使って目を癒したのじゃな。

ワシも教えてもらった、目に効く3つのツボを、皆の者にも教えてしんぜよう。

まず、目頭から鼻よりの窪み、これを「晴明《せいめい》」という。そこを親指の腹でゆっくりと押しながら小さな丸を描くように回す。また、目尻からこめかみの、ちょっと窪んだあたりは「瞳子《どうし》りょう」、中指の腹をしっか

留学していた医師の田代三喜に入門、朱医学を学び、将軍足利義輝の侍医となり、名医としての名前を全国にはせました。

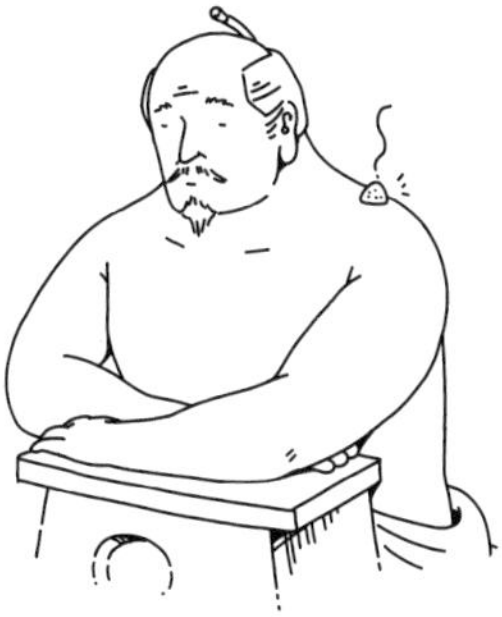

古代より行われていた鍼灸だが、戦国時代に研究が進み、普及した。

り当て、上下に動かす。そしてもう一つは「さん竹《ちく》」じゃ。まぶたの内側の端にあり、そこは人差し指を当てて三、四秒強く押すとツボが刺激される。ツボを使うときは、ツボを的確に押さえることと、力の入れ具合がポイントじゃ。これを間違うと痛いばかりで何の効果もない。自分を実験台に試してみると良いだろう。

このほか、耳たぶを斜め下にぐいっと引っ張ってみよ。ついで耳たぶの真ん中を持って真横に、上部は斜め上に適度な強さで引っ張る。これも瞬間に強い力を出すことが秘訣、中途半端なやり方だと意味がない。ツボ同様、ある程度の練習が必要じゃが、手軽にできるので、仕事の合間にトライしてみると良い。

◆目に効くツボ

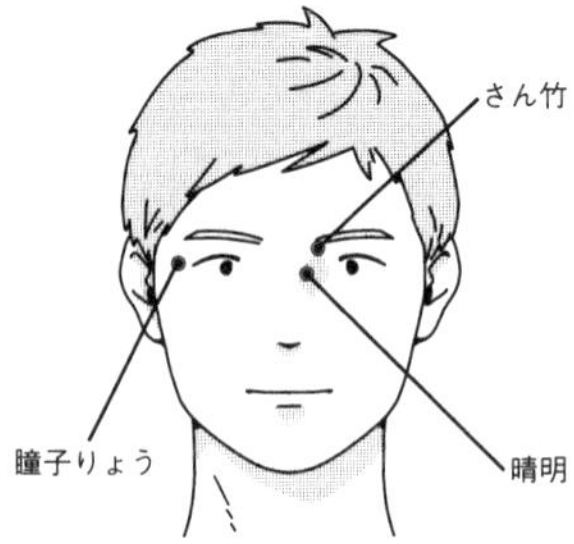

現代は、忍者とはまた違った意味で目が疲れる。パソコンにスマホ、ゲームやテレビ、目を酷使しなければ仕事も学業もできないのが現状じゃ。これで目が疲れないはずがない。若年の白内障や突然の網膜はく離が増えていることと無縁ではないじゃろう。ツボやストレッチを習得し、忍者を見習い目

忍者あっての家康

三英傑の中で、忍者をもっとも上手に使ったのが家康だと言われます。

何より有名なのが、本能寺の変直後の伊賀越えで、家康を無事岡崎まで送り届けたのが忍者だった、という話です。

家康自身、のちに人生を振り返って、「人生は重い荷物を背負って、遠い道のりを歩くようなものだ」と語っています。文字通り、伊賀越えは遠い道のりでしたが、天下統一までには並々ならぬ苦労があったことを偲ばせる言葉です。

愛知県に鳴海という

◆呼吸筋ストレッチ

その1 息を吸う筋肉のストレッチ

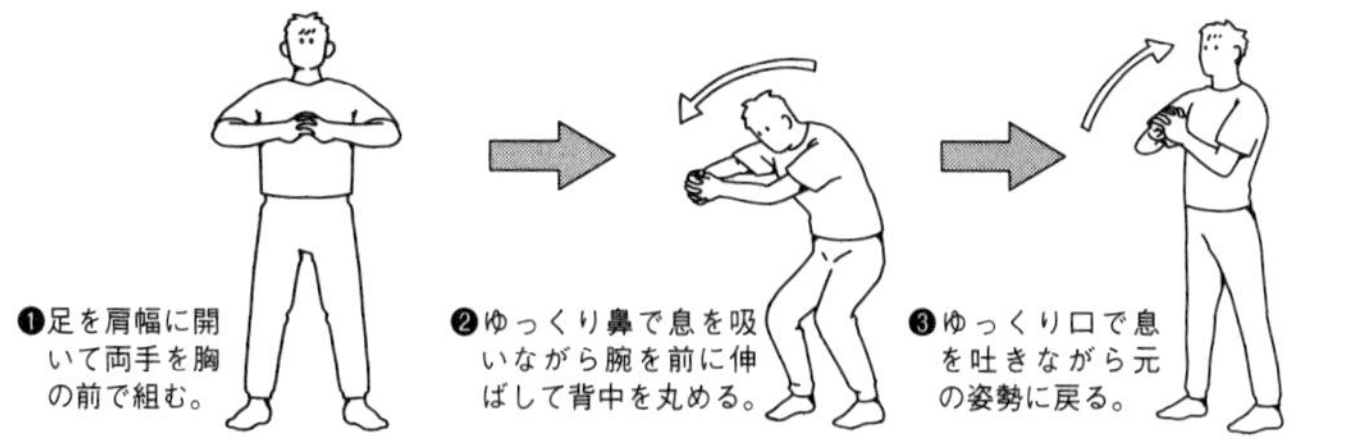
❶足を肩幅に開いて両手を胸の前で組む。
❷ゆっくり鼻で息を吸いながら腕を前に伸ばして背中を丸める。
❸ゆっくり口で息を吐きながら元の姿勢に戻る。

その2 息を吐く筋肉のストレッチ

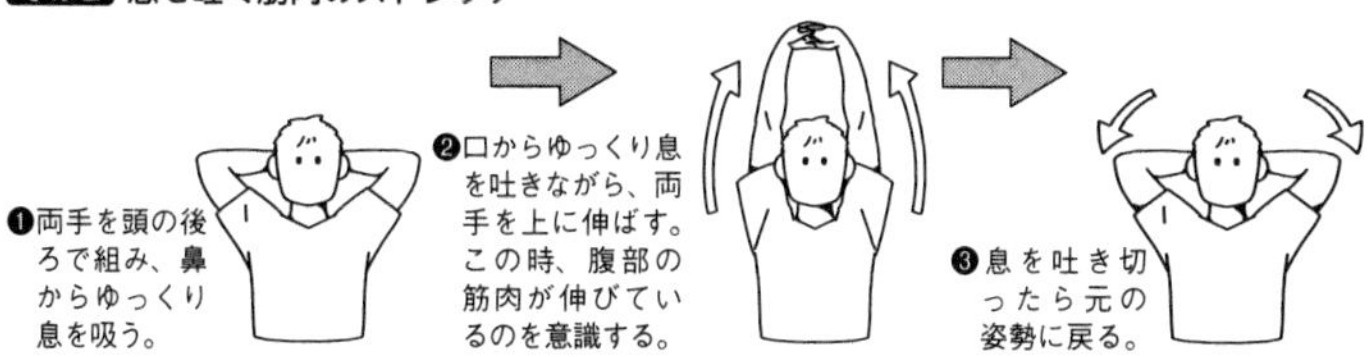

❶両手を頭の後ろで組み、鼻からゆっくり息を吸う。
❷口からゆっくり息を吐きながら、両手を上に伸ばす。この時、腹部の筋肉が伸びているのを意識する。

や視力を大切にしたいものじゃな。

　自宅でも外でもリフレッシュできる、簡単なストレッチを紹介しておいた。同じ姿勢で作業をしていると気が滞りがちになるもの、休憩時に実践じゃ。

　身体に触れながらツボを探したり、ストレッチをするのは、自分の身体と対話する大切な時間じゃ。毎日の生活習慣として、疲れた身体に「癒やしの気」を贈ると良い。


ところがありますが、そこには鳴海伊賀と呼ばれた忍者たちの住まいがありました。伊賀越えの際、家康の護衛として活躍した忍者に家康が褒美として領地を与えたことから鳴海伊賀が誕生したのです。

　特に伊賀忍者のリーダーであった服部半蔵との付き合いは深く、徳川家三代にわたる忠誠を讃え、江戸城正門外に屋敷を構えることになるのですが、今でもそれは「半蔵門」と呼ばれ、東京メトロにも半蔵門線というのがあります。

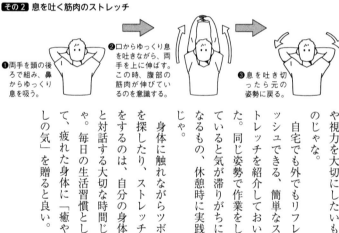

三、夜は早く寝るから編

「むう……これは、投了です」

私は渋面を浮かべ、頭を下げた。目の前の碁盤は、完全に黒を囲った白。ヨセをせずともどちらが勝ちかは一目瞭然だった。少しは腕を上げたつもりになっていたが、まだまだだ。

「多少は腕を上げなすったな。しかしまだまだじゃ。狙いがあけすけで、容易に筋を塞げてしまう。ガハハ」

対戦相手は片肘を付き、湯飲みの冷めた茶を飲み干した。彼とは知り合ってふた月ほどになる。飲み屋で隣同士になり、意気投合。それから気付けば毎週末、我が家に招いて囲碁を打つのが習慣となっている。

「あいかわらずお強いですな。家康さんは」

「暇な時はずっとやっておったからな」

相手の名前は徳川家康。随分と仰々しい名前だが、名前負けしない風貌と態度がある。時々、もし本当に徳川家康がいたらこんな感じなのではないかと思うことさえある。

「さて目多坊さん。囲碁は勝負が付いたことだし、そろそろ……」

家康さんはソファに座ると、少年のような目で私を見た。私の名前は佐藤だが、はじめて会った日からこの呼び名が定着している。

「ええ。そうですね。今宵は何を見ましょうか？」

私は碁盤を片付けると、テレビのリモコンを取り上げた。囲碁を指し終えると、余った時間でサブスク配信の海外ドラマを見る。これもまた、すっかり習慣化していた。

「先週見たドラマのシーズン２が配信開始になったと聞き及んでおる」

「さすが家康さん。耳が早いですな」

妻を亡くして数年経ち、一人暮らしも板についてきた私にとって、彼との週末は楽しいものとなっていた。今日も冷やしておいた日本酒を開け、ちゃぶ台にスルメを用意する。

「シーズン１のラストでは、まさかのバッタの群れに襲われるところで終わってしまいましたが……」

「バッタは侮ってはならぬ。最近読んだモノの本では、わしの子孫の吉宗の時代にバッタが原因で飢饉が起こったというぞ」

「享保の大飢饉でしたっけ？　中学校で習った気がするけれど、あれはバッタじゃなくてウンカだったような……」

「そんなことより目多坊さん、ドラマの続きを早く見ようぞ！　ああ、今度はどうやってわしを仰天させてくれるやら。早くも胸が高鳴っておる！」

家康さんは、海外の大がかりな仕掛けを用いた　エンタメ劇がお好みのようで、そういうのを捜しては見たいと言ってくる。史実の徳川家康も新しいモノ好きと聞いたことがあるから、やはり本当に家康かもしれない。

「字幕版しかないようですね」

「構わぬ。現代の言葉を学ぶのにうってつけじゃ」

ドラマが始まると、会話は少しずつ減っていく。内容に集中し始めると、家康さんはなかなか面白い。展開に合わせてコロコロと表情を変える。人が死ぬと唸り、裏切ると声を上げる。彼が無意識におちょこを空けるたび、私は無言で杯に酒を継ぎ足す。それも習慣だ。そして、もっと面白いのが……。

「むう……今回も目が離せぬな。これは最後まで見てしまうぞ」

時計を見れば二十時を少し回ったところだ。ドラマは四話目の終わりに差し掛かっていた。家康さんは、次第に目をこする回数が増えてくる。

「むう……もっと見たい……こんなことならとっとと負かしてしまうんだった。少し腕を上げたから、試すつもりで少し遊んでしまった……無念」

そう言って、家康さんはごろんと寝っ転がった。

「目多坊さんは気にせず続きを見てて構わん。わしは明日、起き抜けから続きを見る」

この家康さん、やたらと早寝なのだ。

「まだお酒が余っていますよ?」

「わかっておる。続きもめっちゃ気になる。しかしだな、睡眠とは何にも代えがたい。長生きとは睡眠の質だ。眠りの豊かさは、起きている時間のさらなる豊かさを生む。わし、これ以上夜更かしするとお酒どんどん飲んじゃうし、そしたら明日二日酔いになってしまうし、いいことない。それで敵襲の時にふらついていた武将とか見た。吾妻鏡でも泰時は初陣で酔っ払っていたと書いてあったし、酒ばっか飲んでた謙信くんもそれで早死にしたし……眠りは……むにゃあ……」

眠りに落ちたようだ。私は家康さんの肩にタオルケットをかけて差し上げて、ドラマの残りを見た……といっても、シーズンの半分を残した辺りでいつの間にか眠りに落ちてしまったが。家康さんに付き合っている間に、だんだん私まで早寝になっている。かつては夜中まで赤提灯の店からスナックへ行って遊びほうけていたというのに、今では夜更かしもほどほどに、なんてのがモットーだ。

翌朝、畳で眠ると少し腰が痛いなあと思いながら目覚めると、家康さんは既に起きていてドラマの続きを見ていた。いつも思うが、この光景を見るのも楽しみの一つだ。

「おお、目多坊さん。遅いお目覚めですな。して、ラストまでご覧になったかな？　まさか日本の盆踊りの拍子に合わせて古城のホテルが傾いていっただなんて、想像もつかぬ仕掛けであった。これはシーズン３も楽しみですな」

ただし一つだけ問題があって、家康さんはすぐネタバレしてくる。

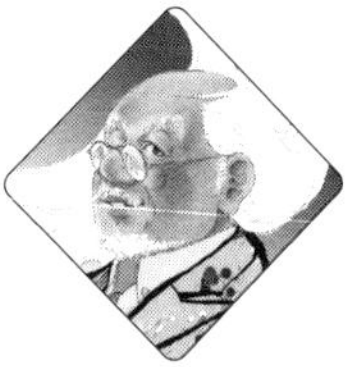

夜早く寝て朝早く起きよ

昔は暗くなったら寝て、明るくなったら起きるというのは普通のことじゃったが、今は電気が発明されたり、遮光性の高いカーテンなどがあったりして、一日の時間の使い方は自在じゃな。ただ、それで、毎日違う時間に寝たり起きたりして、身体のリズムが崩れてしまうこともあるという。

朝起きたあとは、日光を浴びることで身体が目覚めやすくなり、体内リズムが整えられると言われておる。毎日違った時間に寝たり起きたりしていると、身体のリズムはどんどん崩れてしまうからな。だからこそ寝溜めをするのではなく、決まったリズムで生活するのが大切じゃ。

まあわしは毎日同じようなスケジュールで生活していたよ。生活リズムを整えることは、健康な心身を作る重要なポイントじゃ。早寝早起き、質素な食事。仕事の合間にはリラックスタイムを設け、ストレスを溜めないように気を付ける。もちろんイレギュラーな日もあったが、すぐに生活リズムを整えたよ。医師による健康診断も欠かさず、ささいな身体の変化に

徳川家康の一日

徳川家康の一日は、「朝は六時に起床し、小座敷上段の漱（すすぎ）道具で洗面した。……紋服着用後、大奥の仏前で礼拝し、戻って月代（さかやき）・髭（ぼう）をそり、髪をゆった。御典医数名の健康診断ののち、八時頃に朝食をとった。午前中は経書講読（林家）、武術修練（柳生家）があり、正午に大奥にて昼食、終わって休息の間で政務にあたった。

もいち早く気付く。頂点に立つ者は何より「健康」が資本なのじゃ。

で、夜九時に就寝、朝六時に起床ということは、つまり、一日に九時間眠っているということじゃな。秋の夜長には、午後九時以降も碁を打ったりすることがあったが、夜はほかにすることもなかったしなあ、よく眠っておったよ。

今の時代、夜九時に寝る成人男性というのはあまりいないだろう。じゃが、「睡眠」は「栄養」と「運動」に並ぶ三大健康要素じゃ。いずれも大切なものじゃが、この三つの中からどれか一つを選べと言われたら、わしは迷うことなく「睡眠」を選ぶよ。最近の研究によると、不規則で満足感のない睡眠は、前立腺がんや乳がんなどホルモン由来のがんのリスクファクターになること、夜更かしは食欲を刺激するたんぱく質の分泌を促し肥満体質を作ること、などが知られておる。また、太陽のもとで散歩や軽い運動をする習慣は、脳内物質セロトニンとかかわりがあって、うつ病や不眠の予防になるとも言われておるよ。睡眠不足は万病の元じゃ。

睡眠には脳をしっかり休ませ、身体をメンテナンスすることのほかに、自律神経やホルモンバランスを整えるという役割もある。

自律神経は、心臓をはじめとする内臓の働きや体温、代謝などの調節を24時間休むことなく行っておる。交感神経と副交感神経があり、一日の中

夕刻は余暇があれば謡曲・乗馬などを楽しみ、入浴して午後六時に夕食、以後若干の事務処理を行ったという。午後九時には寝所に退いた……」

と言われています。

で時間帯や活動状況によって、どちらか一方が30％ほど優位に働くのじゃ。

交感神経が優位になると、血圧が上がり、筋肉や心臓の動きも活発になるため、脳も身体もアクティブな興奮状態となる。一方、副交感神経が優位になると血圧が下がり、心臓の動きや呼吸も穏やかな状態になる。

健康な状態であれば、日中は活動モードの交感神経が優位となり、食後や睡眠中はリラックスモードの副交感神経優位に自然と切り替わる。ところが、現代人のライフスタイルは、緊張やストレスから交感神経優位の状態が続きがちで、脳も身体も疲れやすくなっておるんじゃな。生産性を上げるためには、休むときには休まないといけないということじゃな。

その他、睡眠には、記憶を整理して定着させる、免疫を上げて抵抗力を高める、脳の老廃物を除去するなど、大事な役割がたくさんある。

もちろん、睡眠時間は人それぞれ。何時間寝ないと駄目だというわけではない。とはいえ、日中に効率良く仕事をするためには、それなりの睡眠時間を確保することも大切じゃ。睡眠環境を整え、効率良く仕事ができるようにしたいものじゃな。

家康の寝床
通常は中奥の「御休息之間（ごきゅうそくのま）」で就寝しました。大奥に泊まる際は事前に連絡しておく必要があり、いつでも訪れられるわけではありませんでした。

◆寝つきを良くするストレッチ

❶ 手

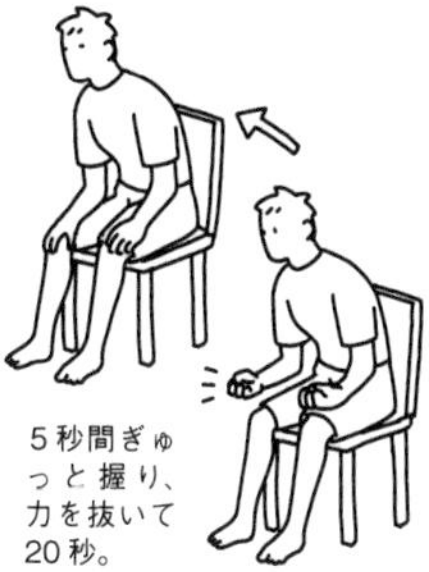

５秒間ぎゅっと握り、力を抜いて20秒。

❷ 腕

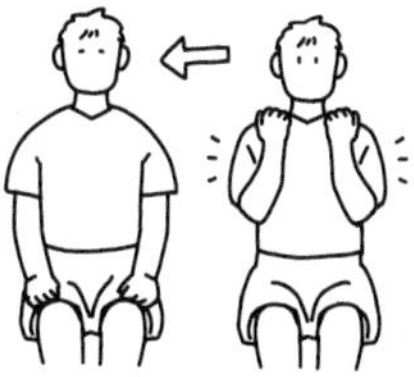

５秒間ぎゅっと力を入れ、力を抜いて20秒。

❸ 上半身

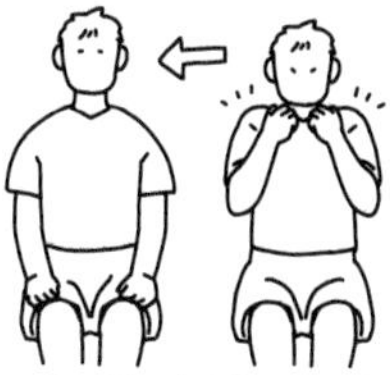

腕と肩に力を入れて５秒間、力を抜いて20秒。

❺ 腹

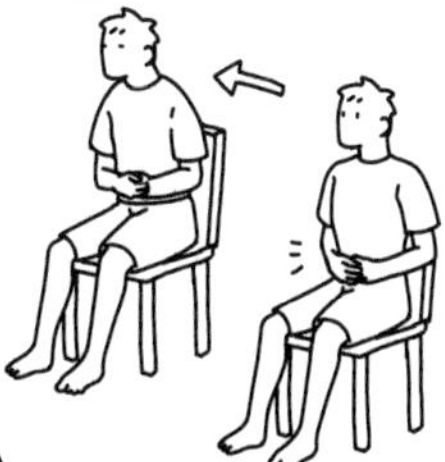

手をへその下に当て鼻から息を吸って止め、腹筋に力を入れて手でお腹を押した後、力を抜く。

❹ 背中

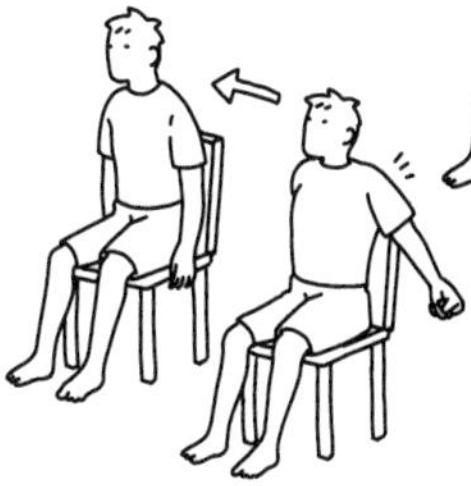

腕を後ろに引き胸とお腹を前に出した後、力を抜く。

❻ 全身

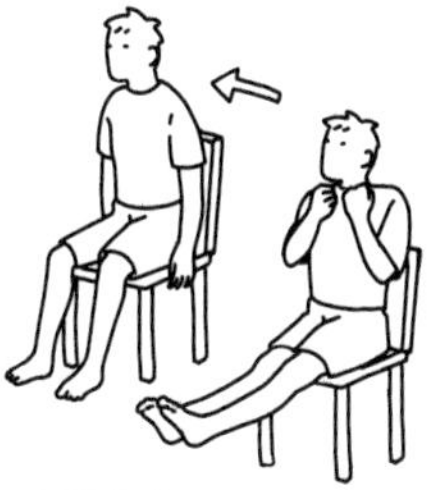

肩を上げながら足を伸ばし５秒間力を入れて、すとんと力を抜く。

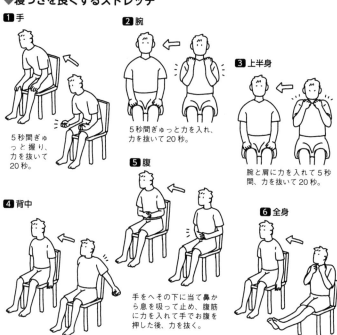

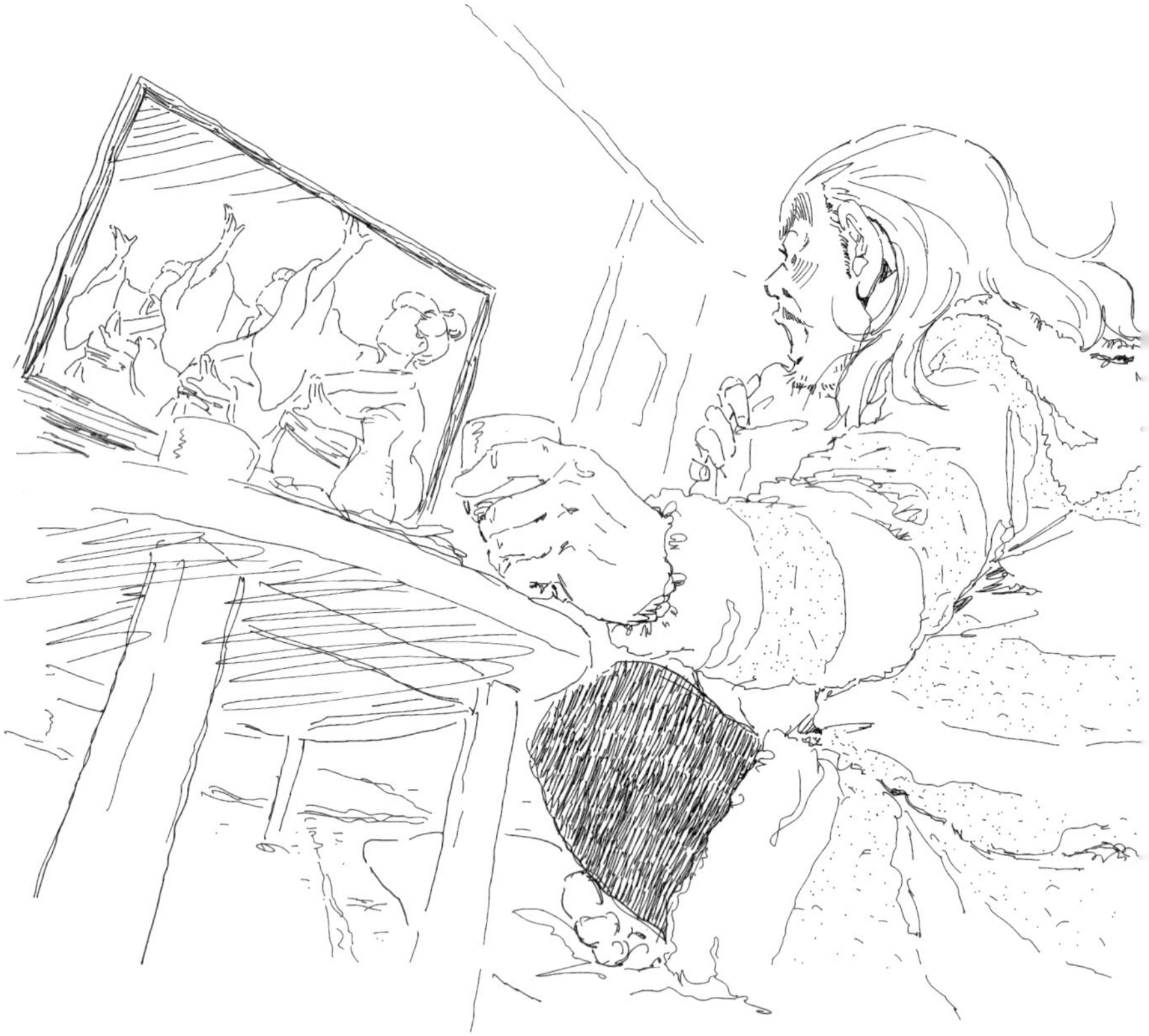

うそぉ!? ここで芸妓さんの入れ替わりトリックが効いてくるのぉ!?

第五章
家康の教育

一、近頃の子育てにもの申すも……編

「ここはわしの時代にはまだ海じゃったな」

天気が良いので散歩に出た。豊洲、と名付けられた埋め立て地には、途方もなく巨大な箱が立ち並んでいる。巨大な市場は、少し前まで築地にあったものが移転したという。

歩いているうちに、大きな公園に出た。鷹狩りはできそうにないが、よく賑わっている。見れば「B級グルメフェス」と書かれた看板があり、早速中へ入ってみた。入場券を買い、スマホで決済。天海くんの教えのおかげで、わしもすっかり現代人だ。

この時代に来て、写真に驚き、テレビに驚き、電話に驚いたものだが、それら全てが一つにまとまったこのスマホにはもっとも驚かされた。これを、目に映るほとんどの者が使いこなしているというのだから更に驚きだ。もっとも変わらぬものもある。

「焼きそば、いかがですか～」

若い女性が出店の店頭で人寄せをしている。

「一ついただこう」

受付で買ったチケットを、焼きそばと交換する。

その最たるものが食べ物だ。焼きそば、たこ焼き、イカ焼きなど、出店はとりあえず何でも焼いている。焼くのは良い。この時期、腐敗の心配もない。味付けが少々濃いが、この残暑では塩分も必要になるだろう。こういった点は江戸とさして変わらない。

「どれ。この賑わいを写真に撮っておくか」

立ち止まってスマホをいじっていると、小さな子供がわしの足にぶつかって転んだ。

「おお、大丈夫か？」

屈んで尋ねると、子供は立ち上がり「ごめんなさい」と小声で言った。そこに父親が駆け寄ってきた。

「すみません！　タクヤ、だから走るなって言っただろうが」

「お父さんがおそいんだよ！　はやくいかないと、売り切れちゃうよ」

父親に強気で言う子供の姿を見て、わしはつい口にする。

「子供は腕白《わんぱく》なもの。人にぶつかることもあろう。だからそれは良い。しかし父親にもそのような生意気な態度を許してどうする。若木というものはきっちりと厳しくしつけなければ荒れ放題の曲がり放題じゃぞ」

すると、夫は首の後ろをかきながら、バツの悪そうな表情を浮かべた。

「ご覧の通り、もう一人いるでしょ？　なかなか手が回らなくて……」

なるほど。すぐ後ろにいるのは妻だろう。大荷物を抱え、更には幼児を乗せた荷車を押している。一見して、人手が足りておらぬとわかる。

「とはいえそれは言い訳じゃろう。子供というのは母親か、さもなくば乳母が見るものじゃ」

夫妻はピンとこぬようで、困惑顔を見合わせている。やがて妻の方が口を開いた。

「私の母は鹿児島に住んでいますし、夫のお母様は病気療養中でして……」

「かといって――」

と、そこで夫が妻をかばうように前に出た。

「ご高説はありがたいですがね、いささか時代遅れですよ」

わしは豆鉄砲を喰らったような気持ちになった。

「な……何を言うか。人の世の理とは、時代が違えど根底から変わるものではない。特に子を育てるなどという重大なことに、時代遅れも何もあるか」

「あなたのご家庭はそうだったんでしょうね。でも、それぞれの家族にそれぞれの事情があります。あなたの物差しで測ったことが、必ず正しいわけじゃない」

「そんなことは知っておる。しかし、自然の摂理に反することだと一目瞭然……」

「自然も大事ですがね、こんだけのタワマンを見てくださいよ。これが自然に反していないと?人類は、自然を利用しつつ調和を目指すもんなんです。一人一人が、一人一人の利用と調和を考えている」

「いや、言葉の意味はわかるが……」

「少なくとも、今の時代に夫婦二人だけで子育てすることは珍しくありません。それよりも、あなたはご自身で子育てをなさったことがないようですが、人任せにして口だけ厳しく出すなんて、それこそ人の道に外れているのでは？　あなたの考えを全否定する気はありませんが、少なくとも個々の事情を想像できないのは多様性を受け入れられない人の振る舞いでしょう」

多様性！

その言葉に、ガンと頭を打たれた気持ちになった。

……言われてみれば、この豊洲。海が陸になり、これほど多くの人々がいる。それぞれにそれぞれの理由があり、この場所に来ている。それに、家を見よ。長屋が縦に伸びている。そこに住む人々にも、それぞれの理由がある。

そうじゃ。人は変わらぬと思っていたが、時代が変われば景色も変わる。景色が変われば常識も変わる。今の世の常識とは、人はそれぞれ異なって当たり前ということなのだ。

それなりに今の世に慣れたつもりでいたが……なんというていたらくだ。

「……わしが間違っていたようだな。失礼」

スマホを使いこなした程度でこの時代に慣れたと思うのは浅薄だった。他人に敬意を……、天海くんに最初に教わったではないか。

わしは頭を下げ、キョトンとこっちを見つめる子供に言った。

「わしもお主も似たようなもんじゃ。よく遊び、よく学ぼうぞ」

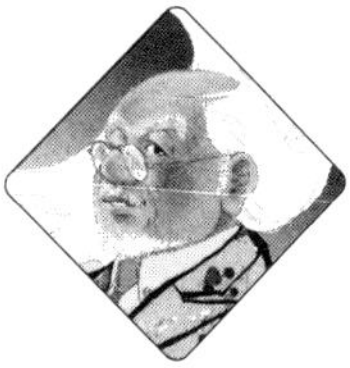

子はのびのび育てよ

わしの子育て論といえば、「若木のように育てよ」が有名だな。これは「神君《しんくん》御文《おふみ》」という息子の秀忠の妻、お江に宛てた手紙の中で、書いたものじゃった。

わしは長男の信康の子育てを自由にさせてしまった失敗を感じていた。あまり窮屈な気詰まりなことはさせないで自由に育ててしまったら、わがままに育ってしまったのじゃ。親を尊敬することは思いよらず、何度言っても聞き入れずかえって親を憎むようになっていったのだ。

そこから「若木（植木）のように育てよ」という教育方針を思いついたのじゃ。

植木の手入れをする時には、初めに二葉が発芽した時は、人が生まれたばかりの時と同じで、よく世話をするが、その後悪くなった枝があれば切り落とし、弱くて曲がってしまうようであれば添え木をしてまっすぐ育つようにする……人間もそれと同じだと思ってのう。四、五歳から添え木の

神君御文

子育てにおける17条の教訓を家康自らの経験をもとにさとしたとされています。上にあげた「若木のように育てよ」以外にも、「どんな相手からでも話をちゃんと聞くこと」を繰り返し述べています。

例えば第7条に「大名自身は博学となる必要はない、その道の専門家から説明を聞いて良し悪しを判断できる力を養え」。

また第8条「賞罰《しょうばつ》を

人を付け、わがままに育たぬようにすれば、良い人となる。それで、子供のしつけには厳格に臨んだつもりじゃ。

　ただ、今は時代が違うからのう。そもそもわし自身は子育てはしなかった。当時は乳人《めのと》という専門職があったのじゃ。

　今は、父親も育児参加が当たり前に求められる時代じゃ。

　そして、子供自身の権利も尊重され、子供の自主性を育むのが教育の目標だ。自分で物事を考えられ、社会に出ても自ら行動できる人材が求められているからな。

　もちろん社会のルールを守ることは大前提だ。ただ、それ以上に大人のしいたレールに乗っかることまで覚えては、自由な発想も出てこない。

　そして、自分が尊重されていると知った子どもは、他人の意思も尊重できるような、心の広い大人に成長するはずじゃ。

　今回ばかりはわしも現代人に教えられ、考えを改めなければならないと思っておるよ。

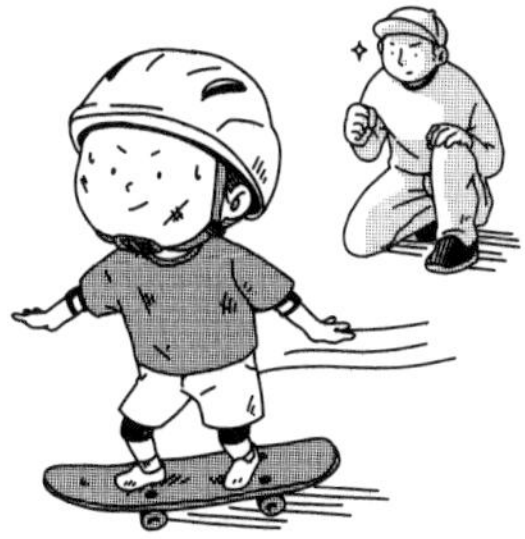
放任主義はほったらかしとは違います。子どもの頑張りをいつもそっと見守ってあげましょう。

正しく追従をしりぞけ諫言《かんげん》をすすめよ」

　家臣から色々なアドバイスを聞く、そういう姿勢が殿様としてのあり方です。賞罰をきちんとする、自分に厳しいことを言ってくれるそういう家来の意見も大事にする。

　子供と接する時は、子供の意見も聞く、周りの意見も聞く。

　現代の子育てにも通じる良いことも述べていました。

二、部下は優しく育てる編

やってしまった。人生で最大の無謀かもしれない。

今朝、出勤するのが嫌になって、新宿で電車を降りずにそのまま千葉の海まで来てしまった。天気は良好で、ビーチは快晴。海はキラキラと光っている。

「あーあ、やっちまったな」

ぼやきながら、スーパーで買った缶ビールを空けた。一口流し込むと、爽快なのどごしに思わず涙が出てくる。そうだ、俺は泣きたかったのかもしれない。社会人になって十年、ロクに目的も見えずに会社の言うままに働いてきた。毎日苦手な数字とにらめっこしながら信憑性に乏しいデータを作り、それを根拠に会議で主張し……スケジュールが遅れてるけど納期は間に合わせてとかいう無茶な要求に「なんとかします」と言って夜中まで働く日々。

良くやった、と誰かに言ってほしかったが、言ってくれる相手はいない。だから俺は、一人で静かに自分を慰めたかったのだ。海を見ていると小さなあれこれがどうでもよくなってくる。

カバンの中にパソコンは入っているが、開ける気は起きない。スマホもカバンに放り込んだままだ。さすがに海水浴の旬は過ぎたが、向こうの波打ち際ではサーファーたちが優雅に漂っている。どうして自分はあっち側の人間ではないのだろうか。

せめて、いつでも気楽にこうして海を眺める日々を送れたらいいのに。東京を捨ててこの地に引っ越そうかな。いや、そんなの上手くいくわけないか。缶ビールの残りを一口にあおる。

その時ふと、すぐ傍にもう一人異彩を放つ者の姿が見えた。

白髪の老人だった。アロハシャツにサングラス、麦わら帽子も似合っている。しかしビーチサンダルではなく、草履を履いていた。現地の人間か？　あっ、オッサンの食べようとしたおにぎりがウミネコにかっさらわれた。オッサン、ウミネコに何か喚いている。

「鳥風情が！　鷹に食い殺さすぞ！」

やばそうな男だ。近寄らないでおこう。

俺はそれとなく距離をとった。が、あろうことかオッサンは逆に近づいてきた。

「ちとお尋ね申す。何か、食べ物をお持ちではないか？　今し方、その……」

「あ、ああ。見てましたよ」

「なら話が早い。腹ぺこなのに、ご覧の有様だ。荷物は宿に置きっぱなしで、財布も何もない。どうか食べ物を恵んでくれぬか」

「いや、僕も持ち合わせが……」

「いやいや。スマホを使えば、ここまで料理を運んでもらえるだろう？　勿論、後で金は出す」

「スマホは……今は見たくありません」

俺が無意識に目を伏せたのを見て、オッサンは「ふむ」と俺の横に腰を下ろした。

「話してみよ」

本当なら、そっとしておいてほしかった。けれども、サングラスの隙間から見えたその目は妙に優しくて、どこか慈愛に満ちた感じがした。それで俺は、ここに来た理由を話した。会社から逃げて途方に暮れている……するとオッサンは「うむ」と口を結び、海を見つめた。

「お主の気持ちはわかるぞ。そういうときは、自分で自分を安息させることが必要じゃ。さすればもう一度、自己を肯定してやることもできる。わしも武田軍に攻められた時は一目散に逃げ出したものじゃ。あれがあったからこそ、再び立ち上がることもできた」

「は？　武田？」

徳川家康みたいなことを言い出した。何の冗談だ？

「戦国の世では、逃げたことを反省し、次は徹底的に追い込んでやると野心を燃やしたものだ。しかしだな。わしも年を食ってからは少し違う考えを持つようにもなった。多くの人々を治めるようになってみて、徹底的に追い込んではならぬことに気付いたのだ」

「……はあ」

「信長公も秀吉公も、刃向かう者を徹底的に潰したものじゃ。しかしわしは、一向一揆が起きた時にそうしなかった。慈悲の心を持たねば、人はついてこないのだ。お主の上司も同じ考えじゃろう」

「……上司が、ですか？」

するとと家康っぽいオッサンは分厚い手を差し出した。

「スマホを貸せい。わしがお主の会社に電話して話をつけてやろう」

「え？　いや、さすがに……」

そこまで甘えるワケにはいかない。これは自分の問題だ。俺はスマホを取り出すと、鬼のように連なる着信履歴に何か思うのを後回しにして、職場に折り返しの電話をかけた。

「ええ、はい。申し訳ありません……その……」

家康さんが隣で優しく見つめる中、上司に無断欠勤を詫びる。電話を切って大きくため息をつくと、俺は家康さんに言った。

「……課長が、有休扱いにするから今日はゆっくり休めって……」

すると家康さんはニコリと微笑んだ。

「な？　人は自分が思うほど、人に悪意を持ってはおらぬものじゃ。特に上に立つ者はな」

確かに、俺はこれまで仕事の辛さから卑屈になり、一方的に上司に苦手意識を持っていた。全ては自分の思い込みだった。そう悟った瞬間、なんだか急に気が楽になった。

礼を言おうと家康さんを見ると、なんだかソワソワしている。

「……で、飯の件じゃが……」

ああそうだ。俺は立ち上がり、スーツの砂を払うと家康さんに言った。

「折角だから、何か豪勢なものを食べましょう。ぜひご一緒しませんか？」

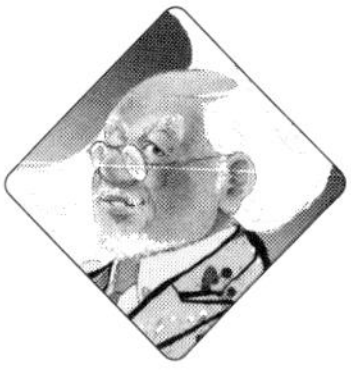

部下の声に耳を傾けよ！

怒りをコントロールせよ

　わしの家臣はもともと三河武士と言われたほど強力な家臣たちじゃったが、気性が荒くてのう、時にはわしの意に背くこともあった。ただ、それをわしは許し、大切な家臣を生涯手元に置いておったのじゃ。それを意気に感じてくれて、忠義を厚くした徳川家の家臣団は武士として最強の集団となったのじゃ。

　一時の苛立ちで、関係が台なしになってしまうこともあるからな。わしは怒りを抑えることを心がけておった。

　そもそも、怒りは人が生まれた時から持っている感情で、なくすことはできない。例えば、大切な者を馬鹿にされたりすれば、怒るのは当然のこと。それにより、自分が何を大切にしているか気付くことができる。怒りは防衛感情とも呼ばれており、怒ることで自分の身や大切にしているもの

寛容だった家康

　家康の長男・徳川信康は織田信長に武田家と内通していると何の根拠もない疑いをかけられ、信長は信康を切腹させるよう家康に命じることに。家康は驚き、信康の助命嘆願をしに重臣の酒井忠次を信長の元へ遣いとして送りますが、酒井忠次は割とあっさり信長の命の実行を約束してしまい……。信長の命令通り、信康は命を落とすことになりました。しかし、そんな酒井忠

を守ろうとしているのじゃ。

しかし、怒りの感情に振り回され自制が効かず取り返しのつかないことに発展したり、ふだんの力が発揮できないなんてこともある。

こうした時にまず大事なのは、怒ってしまう自分と、それをとりあえずいったん抑えようとする自分を認めることじゃ。反対に自分を責めてしまうと、怒りの気持ちを増幅させるだけで、ひいては感情の爆発を招きかねない。

イライラの対処法として実践して欲しいのが、「怒りを感じたら６秒待つ」という「６秒ルール」の徹底じゃ。なぜなら、人は怒りが生まれてから６秒たてば、理性が働くからのう。なので、気持ちが昂ったら、「１、２、３……」と数えている間に気持ちは少しずつ落ち着いていくはず。同じくらいの時間をかけて深呼吸してもいいし、好きな歌を思い浮かべるのもありじゃろう。

それで、落ち着いたところで、わしの意に沿わない、ということは相手方にも何かの考えがあるんじゃろう、と思うてみよう。ここで相手の意見に耳を傾ければ、違う結論が出ることもあろうし、結果は一緒でも、相手の信頼を得ることはできるはずじゃ。

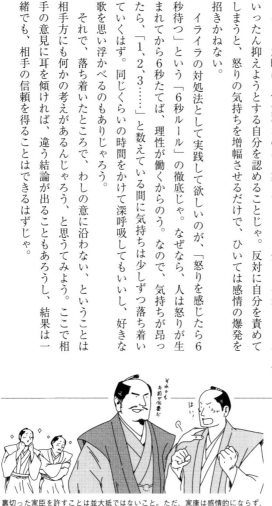

裏切った家臣を許すことは並大抵ではないこと。ただ、家康は感情的にならず、我慢することで強い家臣団を手に入れました。

次に対しては、その後もその働きに対してきちんと見合った出世をさせました。

相手の意見を傾聴せよ

相手の意見を真摯に聞くことを、傾聴という。傾聴には「聴」という漢字が使われているように、誠心誠意、集中して相手の語りや表現を聴くことを表しておる。

傾聴は、決して受身的で消極的な行為ではなく、相手に積極的に関わろうとする能動的な行為であることから、積極的傾聴（active listening）とも言われておるようじゃ。

例えば、お主らに部下がいるとして、部下の話を聴く時に重要なことは、先入観を持たないで「本気で聴く」ということじゃ。

人間は一人一人異なる存在であり、お主らと部下とでは当然異なる考えや気持ちを抱えておるじゃろう。傾聴は、まさにこの前提に立って、部下を一人の人間として尊重し、部下が何をどのように悩み、苦しみ、何を大切にしようとし、どのような方向へ進みたいと思っているのかを知り、確かめ、理解しようとする働きかけじゃ。そのためには、話の内容を評価したり、否定したりせずに聴き、わからないことは教えてもらう姿勢で臨むことが大切じゃ。それによって、部下に「理解されている」「共感されている」という肯定的な感覚が生まれ、その結果として対話がスムーズに進

家臣は宝

戦国時代、数多くの権力者が家臣の裏切りによって敗北してきたことをみても、やはり家臣との信頼関係を築くことは必須だったと言えるでしょう。

あるとき、徳川家康は豊臣秀吉に「私にとって1番の宝は、私のために命をかけてくれる武士500騎だ」と言いました。このことからわかるように、家康は自分の家臣のことを全面的に信頼していたのです。

そのため、徳川家康の家臣たちは「主君家康のために命を惜しまぬ武士」と評されていたくらい家康を慕って

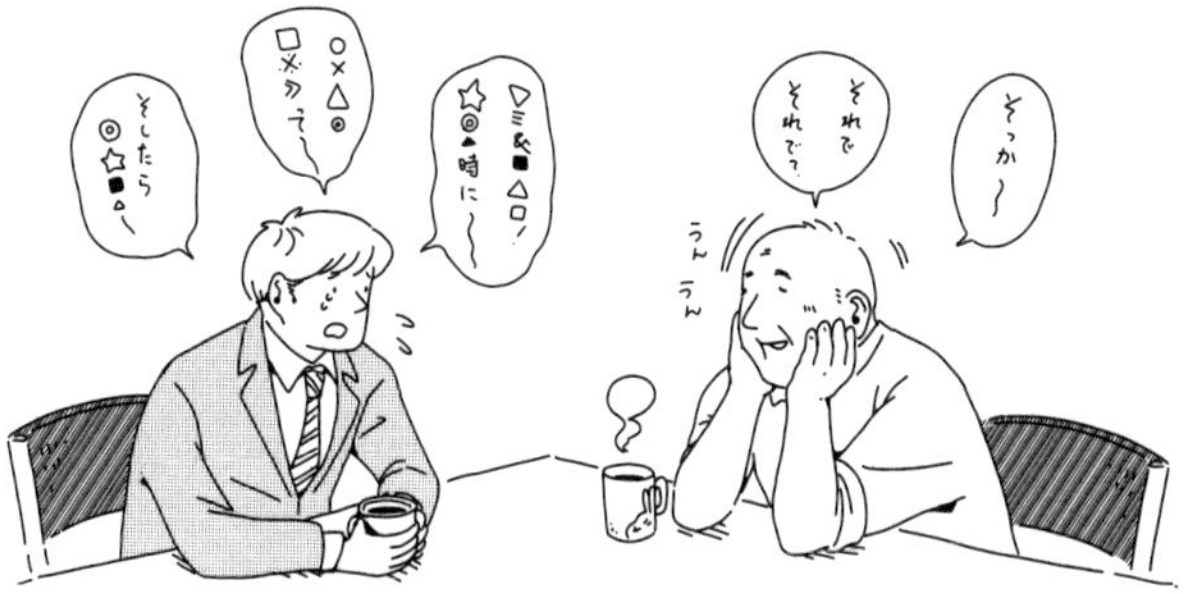

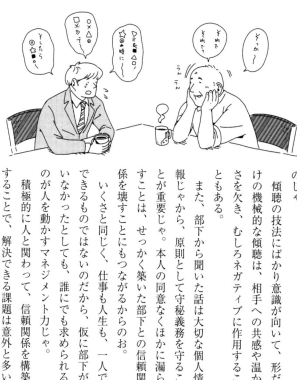

み、より正確な問題把握につながっていくのじゃ。

傾聴の技法にばかり意識が向いて、形だけの機械的な傾聴は、相手への共感や温かさを欠き、むしろネガティブに作用することもある。

また、部下から聞いた話は大切な個人情報じゃから、原則として守秘義務を守ることが重要じゃ。本人の同意なくほかに漏らすことは、せっかく築いた部下との信頼関係を壊すことにもつながるからのお。

いくさと同じく、仕事も人生も、一人でできるものではないのだから、仮に部下がいなかったとしても、誰にでも求められるのが人を動かすマネジメント力じゃ。

積極的に人と関わって、信頼関係を構築することで、解決できる課題は意外と多いと思うぞ。

いたのでしょう。

三、課金よりも質素倹約編

「お前、黙って小遣い全部つぎ込むなんてどうかしてるぞ」

食卓で差し向かいに座る息子に向けて、私はカード会社の明細書を突きつけた。将来の学費のためにと毎月息子の口座に入れてきたお金、それに子供の頃から貯金してきたお年玉の総額……数十万円にも上る数字が、引き落とし総額として印字されている。

息子は口をとがらせ、露骨にふてくされた。

「何が悪いの？　どうして悪いの？　俺の銀行口座でしょ？」

「将来のお前の、だ。無駄遣いのためにカードを作ることを許可したわけじゃない」

「将来っていつだよ。必要なときに使うってんなら、それがたまたま今だったってだけだし」

「本当に今必要なら文句は言わん。しかしだな、これはさすがに度が過ぎている」

「いや、父さんさあ。度が過ぎているとか何だとかって、父さんの単なる先入観なんじゃないの？　価値観は人それぞれで、いくら肉親でも過剰に干渉するのは時代に逆行しているんじゃないの？」

「お前……」

息子はニヤリと口元を歪めると、勝ち誇った表情で席を立った。どこで覚えてきたのか、やたらと論理的ぶった反論をしてくる。実際は論理的風なだけで、早口に主張を進めて話を逸らしているだけなのだが。

「なんにせよ、金をつぎ込む場所を間違えるなよ」

「大丈夫。いつか帳尻が合うもんさ。じゃ、遊びに行ってくるね」

行ってくる、と言っても、実際はゲームのオンラインで集まるとかそういうのだ。テレビゲーム自体は自分も若い頃にはそれなりにやっていたから、禁止しようとは思っていない。しかし息子たちの遊び方を見ていると、合理性を優先して、クリアするための方法も手順も定まっており、まるで作業だ。あげく合理性の追求のためには課金アイテムで装備を強くせねばならぬとか。それで膨大に金をつぎ込んでいるのだから、説教の一つもしたくなって当然だろう。

「健介。まだ話は終わってないぞ。座りなさい」

「また今度。イベント始まっちゃうからさ」

……が、席を立った息子が廊下に出て行くことはなかった。

「えっ？　わっ、何？」

まるで壁に押し返されるように、後ずさりしながらリビングの中に戻ってくる。

「あの、ちょっと……あっ、母さん、この人誰？」

妻が客を連れて帰ったようだ。客か？　と、入ってきたのは、見知らぬ男だった。

「どうも。お邪魔します」

「……は？　ええと……？」

えらくガタイのいい老人だった。白髭に、白髪。てっぺんははげ上がって……いや、まさか剃っているのか？　格好は作務衣のような和装で、よくわからないがやたらと迫力のある男だ。

「な……なんだあんたは！」

と、男の背後からひょっこりと妻が顔を出した。

「いやだわあなた。今朝言ったじゃない。今日はお友だちを連れてくるって」

「友だち？　それって、お菓子作り教室で一緒になったっていう……」

「そう。この人。徳川家康さん」

「家康？」

いや、確かに見かけは家康っぽいが……。

「最近西洋のお菓子を初めて食べて感激したんですって。それでウチの教室に通うようになったの。今日は一緒にパウンドケーキを作ったのよ。お土産に持ち帰ったから、紅茶を淹れましょう」

妻がそう言う間に、家康は健介の首根っこを抑えながら席につかせ、その横にドカリと座った。

「ご主人。実は話は聞いておる。息子さんの金遣い。まずはご主人に尋ねたいことがある」

家康は私の目をジッと見つめた。

「ご子息には、きっちり教えたのかな？　そのカードとやらの使い方を」

「いえ、そんなのは……まだ早いと思って……」

するると家康、ズイッと身を伸ばす。

「ならば、教えなかったご主人にも落ち度はあろう。子の成長を先んじるのも親の務めじゃ」

息子を見ると、どうやら家康が敵ではないと思ったか、次第に得意げな顔になっていく。

「そうだよ。ねえ家康さん。もっと言ってやってくださいよ！」

「いや。お主もお主だ」

「ふぇいっ？」

家康にギロリとにらみつけられ、息子は一気に縮こまった。

「少年よ。本当は、お主もわかっておろう。親に黙っていたのは、無駄金を遣っている自覚があったからだ。金に限りがあるのなら、費やすべき先は長く使えるものにせねばならん。つまり将来に向けての投資じゃ。お主はその価値判断の基準を持っておるのか」

家康ににらみつけられ、息子はぐうの音も出ないのか押し黙った。

と、そこに、妻の暢気な声がした。

「みなさん、紅茶が入りましたよ。さ、みんなでお茶にしましょう」

すると家康、一気にえびす顔。

「おおっ、かたじけない！　ささっ、今日のケーキは我ながらうまくできた。これぞ技術と知識の結晶じゃ」

ニコニコする妻と家康に渋面を浮かべつつ、息子はケーキを食べて一言こぼした。

「……美味しい」

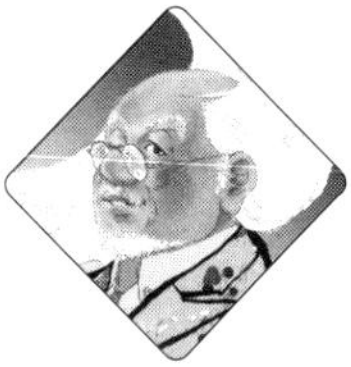

お金は将来に向けて最大効果を考えよ

成人年齢が引き下げられたことによって、18歳からクレジットカードが作れるようになったらしいな。

金銭教育をまともに受けていない若者に、借金をしやすくするというのは危険なことじゃ。ゲームへの課金や、整形手術等のコンプレックス商法など、衝動的にお金を使ってしまいかねない。

大人だって、お金を貯めたいと思っているのに、毎日色々な出費が重なり、気が付けば月末にはお財布がからっぽ、なんて者はざらにおる。毎月その繰り返しで、結局お金が貯まらないというのは、「お金が貯まらない体質」の人間の典型的な症状じゃな。

この体質を変えない限りはこの先もずっとお金が貯まらないままになってしまう。何かがあった時に手助けとなる貯金が全くなく、生活が立ち行かなくなるといった危機的な状況に陥ってしまう可能性すらある。

じゃから、子供から大人まで、必要なのはお金の教育なのじゃな。

ケチと言われるほどの倹約家

徳川家康は贅沢を嫌い、質素倹約を心がけた生活をしていたという逸話が多数残されています。倹約家であったことを示す有名な逸話は、以下のようなものが存在します。

着物はほとんど新調せず、ぼろぼろになるまで着ていました。洗濯の回数を減らすため、汚れが目立たない「浅黄色」のふんどしを好んで着けていたので金銭教育の基本は、何にお金を使うのか選択する力を身に付けさせることじゃ。わかりやすく言うなら、自分にとって価値のあるものを厳選する力のことじゃ。

価値のあるものを選ぶためには、二つの考え方が重要になる。それはトレードオフと機会費用じゃ。

トレードオフとは「あちらを立てれば、こちらが立たず」という考え方じゃ。たとえば、一万円あるとして、そのお金でどこか食事に行った場合、チケット代が一万円のわしの講演会（仮に、じゃよ）には行けなくなるな。要するに「食事に行く選択」をしたと同時に「わしの講演会に行かない選択」をしているのじゃ。

さらにトレードオフで考えた時、ある選択をして利益を得た場合、ほかの選択をしたら得られた利益を損なっている。一万円で美味しいものを食べに行くと、わしの講演会に行くと得られたであろう何かしらの利益を失う。この「もしその選択をせずに、ほかの選択をしたら得られたであろう利益」が機会費用じゃ。

トレードオフと機会費用の考え方を意識すると、

す。

また、手洗いのための懐紙が風で飛ばされた際、新しい懐紙を出さず、飛ばされた懐紙を取りに行き家臣に笑われるが、これに対し徳川家康は、「わしはこれで天下を取ったのだ」と言ったと伝えられています。

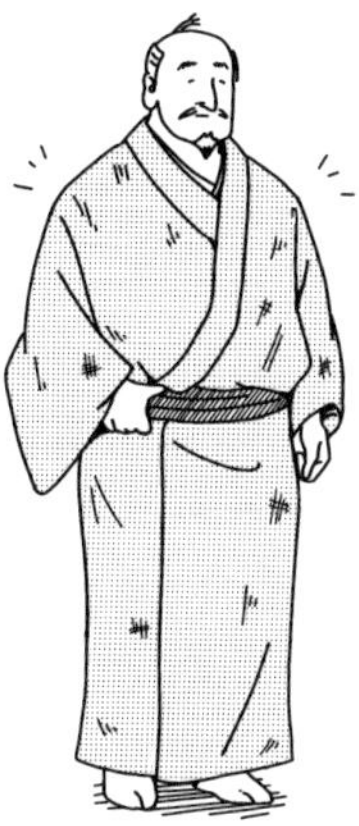

家康に始まる江戸時代は衣装の贅沢には特に厳しく規制をかけていましたが、江戸の人たちはそこから工夫し、多様な染め・織を生み出しました。

何にお金を使うのか考える癖が身に付く。じゃが、価値のあるものを選択する際には、基準がなければ判断ができない。AとBの商品があったとしても、明確な判断基準がないため自分にとって価値の低いものを選んでしまう可能性がある。したがって、自分が何に価値を感じるのか、自分が幸せだと思うことは何かを常に考えて調べることが肝要じゃ。

お金の使い方だけでなく、価値あるものにお金を使うために貯める習慣も身に付けられることも大事じゃよ。

もし必要な時に必要なお金を用意できないと、ローンを組んだり、借金をしたりしなければならなくなる。借金やローンを組むのが当たり前になると、家計の管理が難しくなる。

そのため、将来必要になるお金を用意できるように幼い頃から収入の一部を貯蓄する習慣を身に付けておくことが重要じゃ。

ただ、今後どれだけのお金が必要なのか完璧に把握するのは難しい。人間の欲望に際限はなく、誰もが一生お金を使っていく。その中で、自分の収入よりも高いものにお金を使うこともあるじゃろう。将来の教育資金や老後資金、移動が不便な地域なら車代などにお金が必要なことは予想できる。

自分自身が将来必ず使うだろう何かのために、目先のものを我慢するこ

みんなで倹約を協力

ある時家康が女中達から、食事に出される漬物がしょっぱいと苦情を受け、家康自ら給仕に問いただしたところ、今でも女中たちはご飯をたくさんおかわりしているのに、美味しい漬物を出したら何杯おかわりするかわかったもんじゃないとの返答が。

その返答に笑って以後も変わらずこれまでと同じ（しょっぱい）漬物を出すようにと言ったそうです。

とは必要じゃ。

つまり、目標達成のために、欲望をコントロールするということが、大事なのじゃ。信長殿は人生50年と言ったが、わしはもっと長生きするつもりだったからより長期的な視点に立つことができた。

人生１００年と言われる時代、皆の者ももっと先のことを考えて、お金を使うと良い。

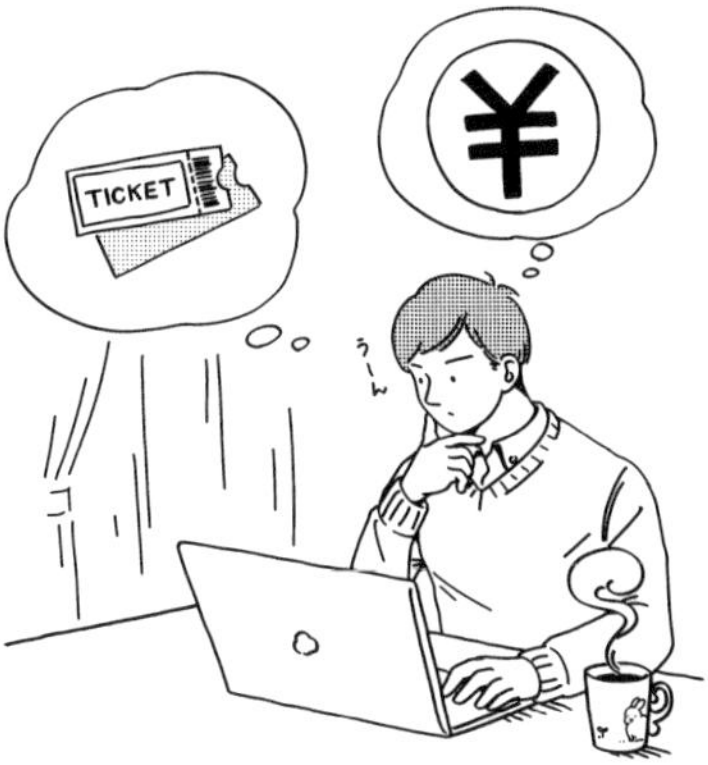

◆貯金生活への３つのポイント

1. **貯める理由をはっきりさせる**
2. **固定費をカットする**
3. **支出を「消費・浪費・貯蓄（投資）」に分けて考える**

☆家計管理をする上で理想的な支出の比率は「消費」70%「浪費」5%「貯蓄」25%と言われています。

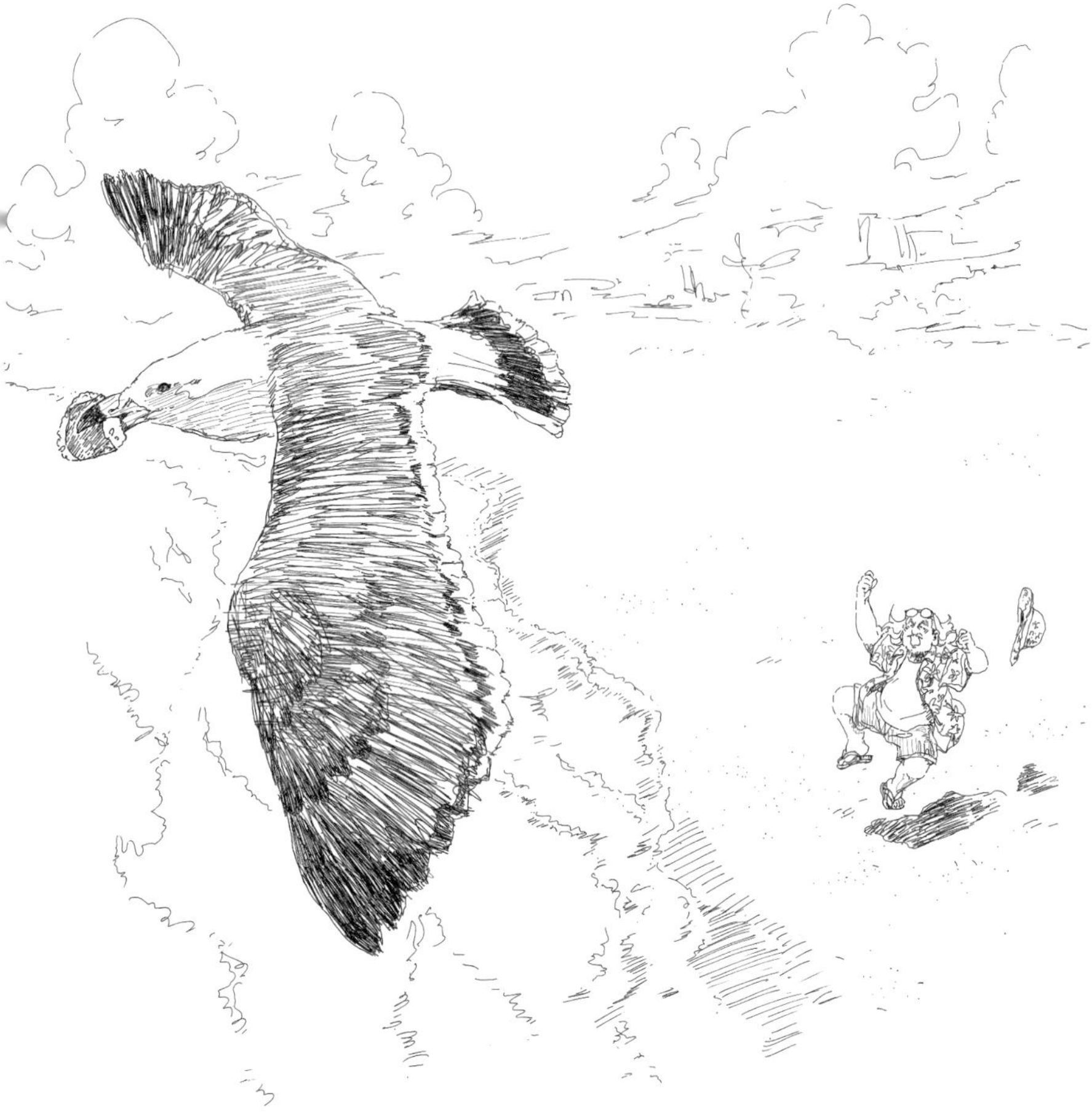

くそう！　翼じゃ！　誰か翼をもってこい！

第六章
家康のワーク・ライフ・バランス

一、リモートワーク闖入《ちんにゅう》編

〈倉田さんがログインしました。〉

ぱっと画面に表示され、八分割された画面の黒かった部分に男の顔が表示された。時間は約十分遅れだが、これでようやく始められる。司会進行役の僕は言う。

「えー、それではお時間になりましたので、第三回の会議を始めさせていただきます。本日はお忙しいところ、お時間をいただきまことに恐縮です……」

が、早速横やりが入る。

『ねえ、これ聞こえてるの？』

「え？　こちらの声、聞こえてませんか？」

『なんか雑音が……』

『ああ、それならウチかもしれません。後ろで他の社員が打ち合わせしてまして……やっぱりマイクとヘッドセットは必要だったかな』

右上に映る男性が、カメラの向こうで振りかえる。

『おーい！　ちょっと静かにしてくんねえかな。こっちほら、会議やってるから！』

リモート会議なんて面倒なものだ。出張が減ったことはありがたいが、セッティングがてんでバラバラな人たちが集まるのだからなかなかうまくいかない。時間になればちょろっと参加して終わったらログアウトする立場なら気楽なものだろうが、ホストとなると色々気を遣う。これなら実際に足を運んで一堂に会する方がずっと楽ちんだ。移動時間に準備もできるし。リモート会議が増えてからというもの、午後二時、三時、四時……と一時間刻みで会議が続くのもザラだ。慌ただしくて敵わない。

『大阪は今日、雨ですって？』

『そうなんですよー。おかげでバスが遅れて……』

ほっとくとすぐ雑談が始まる。僕はため息を堪えて割って入る。

「雑談はほどほどにして、早速本題に入りましょう」

今日の議題は、年末商戦に投入予定の自社の新しいBluetoothスピーカー。小型で持ち運びにも適しているが、その売り文句に悩んでいる。誰にとって必要なのかを明確に打ち出し、同時にボリューム層以外にもこんな場面で使えますよというエクスキューズを見せねばならない。

パワーポイントの資料を使ってひとしきり説明した後、皆の反応を見る。

『やはりターゲットは三十代以上の男性ですかね』

「確かに無骨なデザインですし、そういう方向に好まれます」

『しかし、女性にこのデザインはウケないというのは古いのでは？』

「古いかどうかはさておき、データとしてはそういう傾向にあります」

『デザインよりもね、結局類似商品とどう違うのか、それがわかんないと埋もれちゃうでしょ。なんとか勝ち抜かないと』

『じゃあ表面にでっかく書きましょうよ。音が超いいよって』

僕は憂鬱になる。こうなると、全員の意見を一つにまとめるなんて不可能だからだ。幅広く意見を取り入れたものは、だいたい漠然としてつかみ所のないものになる。

『逆に、奇をてらっては？　一人で聴くのは勿体ないから、お一人様厳禁、とか』

『ネットで炎上しますね』

『まあ、目立ったもん勝ちってとこはありますしねえ』

こんな意見も未だに出てくる。困ったものだ。

『煮詰まってきましたな』

それは「行き詰まる」の誤用だ……なんて言いたいのを我慢していると、僕のＰＣ画面にポンとメッセージが表示された。

〈新しい参加者がいます。〉

僕は参加者たちに尋ねる。

「ええと、今日の会議、ほかにどなたかいらっしゃるんでしたっけ？」

そもそも参加者以外にはメールしてない。が、ログインコードを知らない人が迷い込んでくるはずはない。ユーザー名は〈ieyasu〉……誰だ？　まさか、誰かが情報漏洩？　参ったな。

これ以上悩みの種を増やさないでくれ。

と、左下に映る我が上司が呟いた。

『とりあえず参加を許可してみてくれ。本社の上役かもしれない』

「はあ、まあ……」

上司の責任になるならまあいいか。僕は『許可』をクリックした。

と、九人目の参加者として画面の真ん中に現れたのは、いかつい年配の男性だった。

「ええと……？」

他の参加者を見るが、皆目が泳いでいる。どうやら誰の知り合いでもないようだ。カメラに近すぎるのか、髭面の老人の顔がどアップで映っている
『突然の参加を許してほしい。わしは、徳川家康だ。お主らの発言は全て聞かせてもらった。この商品、失敗するぞ』

「は？　急に何を言っているんですか？」

『既存の考えを元に戦略を組み立てているようだが、それでは合戦は勝てぬ。いかに相手の虚を突くかにかかっている』

「合戦じゃありませんが……」

『先ほど、類似商品の中から勝ち抜くと言っていただろうが！』

「それはモノのたとえで……」

『同じことじゃ。例えば一ノ谷での源義経の奇襲や、織田軍の鉄砲隊など、奇策と思える策略が状況を変えた。それができねば、勝機はない』

『じゃあ、どうしましょうか……？』

誰も「お前誰だ」と言わないのは、この老人の威厳に呑まれているのだろうか？　すると家康を名乗る男、

『そもそもこの集い、人数が多すぎる。これでは何もまとまるはずがない、最近読んだ本によれば、わしの孫の家光が始めた「参勤交代」が参考になろうぞ。あれは一人一人の負担を軽くしつつ、出てきている者には全力を尽くさせる。ここに集う者は、人数が多すぎて一人一人の責任が軽くなりすぎている』

『責任っていってもねえ。みんな一生懸命考えているんですよ！』

『そうか？　話を進めているそこの若者。彼の主張はまだ聞いていないが』

全員の目が僕に集う。……ええ……やだなあ……。

「そうですね……確かに、ここまでのアイディアを全部盛り込むのは無謀です。どちらかといえば、まずはターゲットに響くキーワードを考えるのが良いかと。それから、そのキーワードに興味を抱いてくれそうな人々を想定して……」

『なるほど、それは良い考えかもしれませんね。で、どんなキーワードが？』

「それはまだ……」

すると家康、ゴホンと咳払いした。まるで待ちかまえていたかのように。

『この家康に考えがある。この製品の主題。それは「ほどほど」じゃ』

『はあ?　せっかくいい音で、電池も保つ。電波のラグも少ない。小型でどこにだって持ち運べる。機能をこれでもかと詰め込んだのに、ほどほどですって?』

そりゃそうだ……いや、待てよ。

「倉田さん。全てを盛り込んでも、使いこなせる機能は限られています。それなら、どんな人にも〝ほどほど〟に使える商品。それって、選択肢の多いこの時代、逆に人の琴線に触れるかもしれませんよ」

すると、全員が感嘆したのがなんとなくわかった。みんな「ふむ」とか「見方を変えれば……」とか言って腕を組んでいる。

『ちょっとその方向で、各自もう少し煮詰めてみましょうかね。次の会議はまた来週ってことで』

上司が言って、みんながそれに同意した。僕は画面の真ん中に言う。

「家康さんも、また参加お願いできますか?」

しかし、既にそこは真っ暗だった。いつの間にか退室していたらしい。

家康、一体何者だったのだろうか。後日上司やほかの社員にも聞いてみたが、正体は杳《よう》としてわからずじまいだった。

ウチの小型スピーカー〈家康〉がヒットを飛ばしたのは、それから数ヶ月後のことだった。

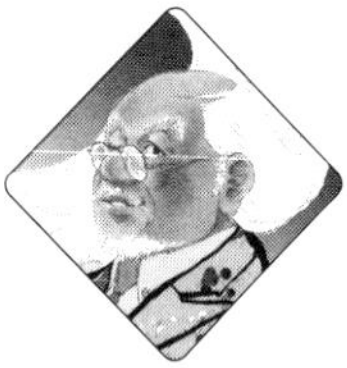

ワーク・ライフ・バランスを大切にじゃ

現代の働き方は、江戸時代と似てきておるのお。

江戸は太平の時代、武士は城勤めのこともあったが、在宅勤務も行っていた。居職《いじょく》と言ったものじゃが、家で勉強を教えたり、内職をしたりと、いろんなことをしていたものじゃ。それは、仕事場と家庭が一緒になっていたということで、武士だけじゃなく、その頃は一般的じゃったな。わしも江戸城や駿府城で寝起きし、仕事もしていたし。

今で言うテレワークじゃな。誰も予期していなかった新型コロナウイルスの感染拡大により、テレワークが普及し、これまで食事をしたりテレビを見たり、またリラックスして過ごしたりしていた日常空間で仕事をすることを余儀なくされた多くのビジネスマンは、当初このオンオフの切り替えに戸惑いを感じたようじゃ。

しかし、２０２２年版の「過労死等防止対策白書」によると、睡眠時間が短いとうつ傾向や不安を抱える割合が多いとした上で、テレワークの頻

居職
江戸時代、大工など現場に出向いて作業する出職（でしょく）に対して、家に作業場があって仕事をする人を居職と呼んでいました。

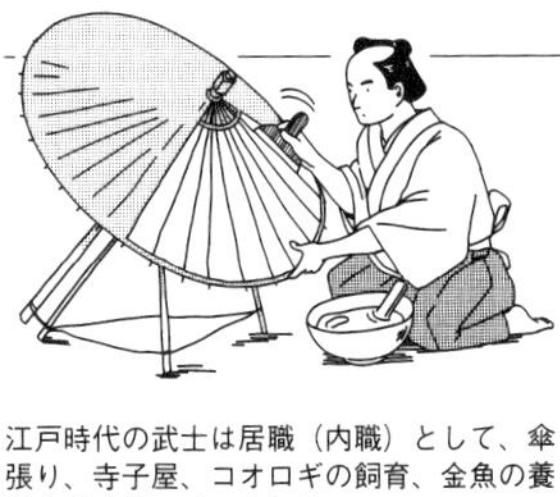

江戸時代の武士は居職（内職）として、傘張り、寺子屋、コオロギの飼育、金魚の養殖などを行っていました。

度が高いほど睡眠時間が長く、出社との適度な組み合わせで幸福感が得られるとの分析がされた。通勤が不要となって心身の負担が軽くなり、家庭で過ごす時間も増えることなどが要因とみられ、厚生労働省も「テレワークには色々なメリットがある」と指摘しておる。

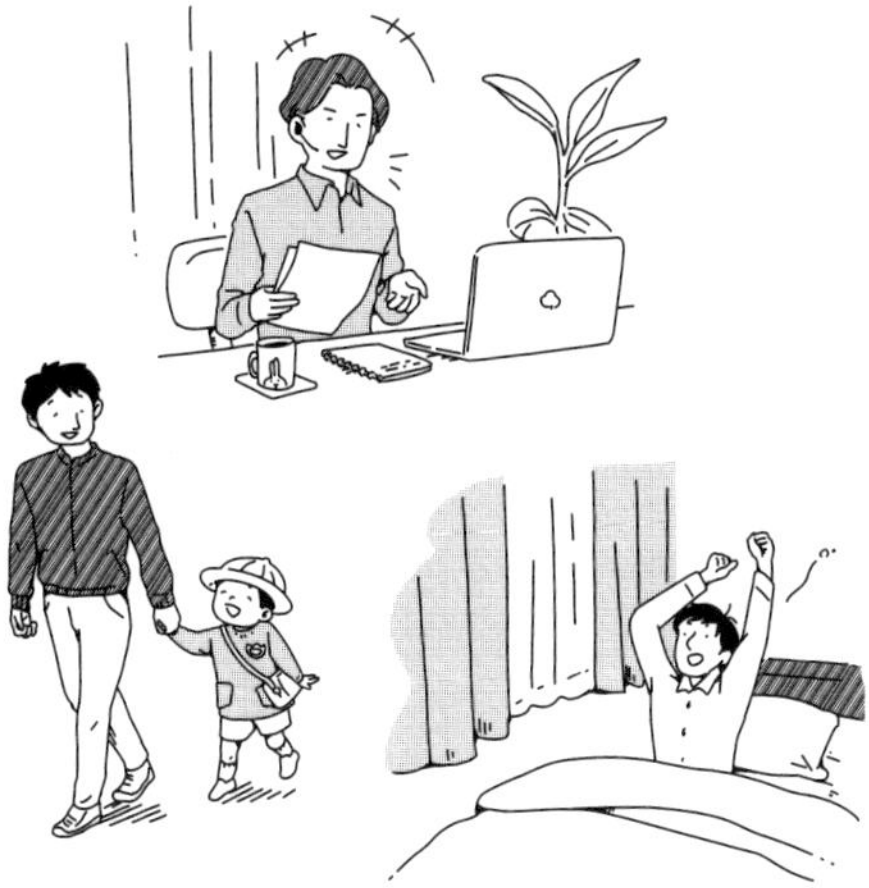

子育て世代にとっては、子どもを迎えに行くギリギリまで仕事ができたり、家事を一緒にするなど、家族と過ごす時間を大切にしながら、心にゆとりのある自分らしい生活ができそうじゃな。

オンオフの切り替えをうまくして、ワーク・ライフ・バランスを向上していこう。

地方分権の推進

現代に通ずる働き方の共通点はほかにもあります。

家康はそれまでの重商主義と中央集権を組み合わせた統治から、農業を国の運営のための産業基盤とした農本主義を採用し、権力の一部を家臣に分け与える地方分権を組み合わせた統治に移行させました。

移封後、関東を分割統治させたのも、各地で均等に産業を復興させるためでした。

現在、さかんに首都機能移転が叫ばれておりますが、家康の考えにも合致します。

二、趣味って何だろう編

この時代に再び生まれて、半年ほど経った。天海くんに色々教えられ、江戸……東京まで連れてきてもらった。人々の暮らしを見るために、様々な仕事もした。医療の腕を試すため、鍼灸院の仕事もした。天海くんの謎の力で、医者として働いたこともある。車の運転ができないと何かと困るということで免許を取得、タクシーの運転手もやってみた。どれも良い経験だ。

働きながら暮らす中で、趣味について考えるようになった。かつてのわしは、自分でも多趣味だったと思う。新しいモノ、珍しいモノが好きなのが高じて、何かをよく収集していた。眼鏡を集めたきっかけは何だったかな……。上総国に流れ着いた西班牙《スペイン》の船を助けた時か。眼鏡以外にも、献上された時計や、コンパス、天秤に夢中になったし、香木はいくつも取り寄せた。しかしそれは昔の話だ。現在の住処は何かを溜め込むほどには広くはない。置く場所がないと、次第に邪魔になるように感じる。そうなるとモノを持つことに以前ほど価値を感じなくなった。

読書も好きだが、やはり紅葉山文庫《もみじやまぶんこ》ほど蔵書を溜めるのは不可能だ。幸い、この時代には図書館なる施設がある。おかげで、自分で本を集めておく必要性は薄まった。ほんの少し気になった程度のことはインターネットで調べられる。便利になったものだ。

囲碁や将棋は、多少なり嗜《たしな》む友人を見つけた。相手には困っていない。

情報が多く、その種類も甚大だ。上を見ればきりがない。あれほど信心深かったわしが、南無阿弥陀仏を唱える暇もないとは。こうなると、趣味を作るにも躊躇することが増えてきた。ならば身体を動かそうと、乗馬の代わりにＢＭＸを始めてみた。鷹狩りの代わりにゴルフもやった。水術は今も嗜んでいる。ただしそれらも、気が付くと「どこまで極めるか」の上限がわからなくなってくる。自分なりの楽しみ方について悩み始めてしまい、楽しむ気持ちがふいっと消える瞬間がある。

天海くんに、何か新たな趣味はないかと訊ねたことがある。彼はこんなことを答えた。

「趣味とは、要するに自分が生きる日常の中で何かに不満を持つことです。その不満を解消することの動機付けが、趣味につながります」

「その心は？」

「太ってきたなら、痩せるために運動をするでしょう。心から痩せたいのなら、それは目的です。目的があれば続けられる。それがやがて趣味になる」

「ほかにはないか？」

「読書も好奇心……それを知らない自分に感じる屈辱を埋めようとする行為です。コレクションも、それの最先端を知りたいという感情でしょう。実際、これ以上進歩が見込めないとなると途端に興味を失う人は多いですよ」

「なるほどなあ。不満を解消したい、か……」

「大御所が江戸の世で隠居を決めたのも、世を泰平にした実感があったからではないですか?」

「そうかもしれぬ。戦争に明け暮れて、他人の首をどう取ろうかと考えていたのは、ある意味では趣味と呼べたのかもしれぬ」

「では、それを踏まえて、今の世の不満は何ですか?」

「不満とは少し違うかもしれぬが、人々は個人的になったと感じるな。社会が大きく抱く共通の不満というのが見えづらい。逆にあけすけな不満……税が高いとか、弱者に優しくないとか、そういうものはあろうが、解決する方法がない」

「大御所ほどの方でもですか?」

「わしのいぬ間に、責任の在処がわかりづらくなっているからな。かつてなら、わし一人がやって、失敗して、どうにもならなくなれば誰かが反旗を翻して社会は変わった。しかし今の世は、人の集合がまるで砂場の様相で、誰かが失敗しても抜けた穴は自然に埋まる。一人が大ナタを振るって改革を運ぶよりも、個人個人の意識の改革の先にしか改善はないように見えるな」

「とすれば、することは?」

「……なるほど。確かに、わしがまずわし個人の内面を捉えることが肝要だ」

わしはかつて、わしの知らないことを知りたかった。それが趣味になっていた。しかし今の世は専門が多く、門外漢が首を突っ込む隙間はなかなかない。

ならばせめて、何にでも対応できるように、身体だけは衰えさせてはならぬ。

なるほど、これが「趣味」か――。

そんなことを考えていたら、わしの右手のスマートウォッチがピピッと鳴ってこう言った。

『5キロ走りました』

視線を落とすと、小さな画面に心拍数が表示されている。

「うむ。身体は今日も丈夫じゃな……ふう、ふう……」

と、誰かがわしを横から抜き去った。呼吸も乱さず、なかなか気合いが入っておる。光を溜め込み反射する鮮やかな黄色の上着姿が、前の方にどんどん遠ざかっていく。しかし、わしは自分の速度を上げることはしなかった。誰かと勝負したいわけではない。秋の清々しさを楽しみたいだけだ。

これは、わしがこの時代で見つけた新しい趣味の一つだ。ランニングと言うらしい。走っていると雑念が消える。身体を動かしながら瞑想しているような状態になる。そして気付けば、心地良い疲労と澄んだ気分の両方を得られる。

最近では、お気に入りの経路も見つけた。

かつて江戸で住んでいた城は、いかにわしでも中に入るのが困難な場所となっていた。しかしそれもまた、時代の流れだ。

懐かしさすら覚えるお堀の周りをゆっくりと走り、わしはまた一人、追い越していくランナーを見送った。

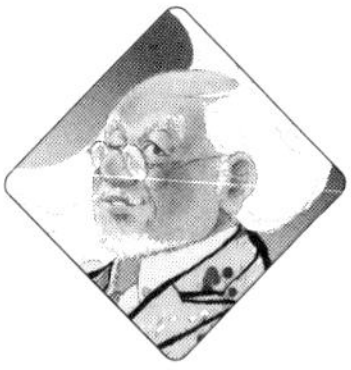

趣味に没頭せよ

なぜ人は趣味を求めるのだろうか。それは退屈な生活の中で人間は気晴らしを求めているから、という説がある。では、なぜ退屈が生まれたのか、というと、かつて人間が狩猟による遊動生活から、農業を中心とした定住生活に移行し、これまで狩りに使われていた探索能力が不要となり、人はその能力を持て余すようになったからじゃ。

遊動生活は、移動のたびに環境に適用する必要があり、それは大脳に過度な負担をもたらした。この緊張こそが人間にとって、なじみがあり、心地良いものなのである。つまり、人間は趣味といって、その苦しみとその果てにある達成感、満足感を求めているわけじゃな。

わしが鷹狩を好んでいたのも、この野生の思考が突き動かしたものかもしれんな。

なので、人が趣味を持つのは、精神の安定のために当然のことなのじゃ。ただ、注意をしなければならんのは、どのような趣味を持つかじゃ。

戦国きっての時計マニア

家康は晩年になってから、時計に強い関心を持ったことが知られており、久能山東照宮には重要文化財の洋時計が所蔵されています。

1609年、373名を乗せたスペインの船が御宿（千葉県御宿町）に漂着した際、本多氏が領主を務める岩和田の人々が船員を救助しました。2年後の慶長16年、スペイン国王のフェリペ現代は消費社会であり、そこで提供される趣味は無限の退屈を生み出す可能性がある。新しい製品、新しいコンテンツは市場から際限なく生み出されるので、いつまで経っても満足することがない。映画やドラマなどの動画を倍速視聴する人が増えているが、それは趣味という名の消費に追い立てられているのじゃな。

趣味とは満足を得るためのものなのだから、満足したいのに、いくらしても飽きたらない「消費」からは脱する必要がある。

自分のできる範囲のことで、目標を立てて取り組むことができ、そのこと自体に満足を覚えられるもの。

さらに、その趣味に対して、どこが面白いのか、自分なりの考えを持つことができれば、それは最高の趣味と言えるのではないかな。

さて、お主らは趣味を持っておるかな。趣味を持つのは当然といいながら、子どものことや仕事で忙しく、自分自身のことを優先して考えられずに、せっかくの予定のない日でも、特に何もせず終わってしまうということはないか。

人生を楽しく、充実したものにするには、趣味は必要

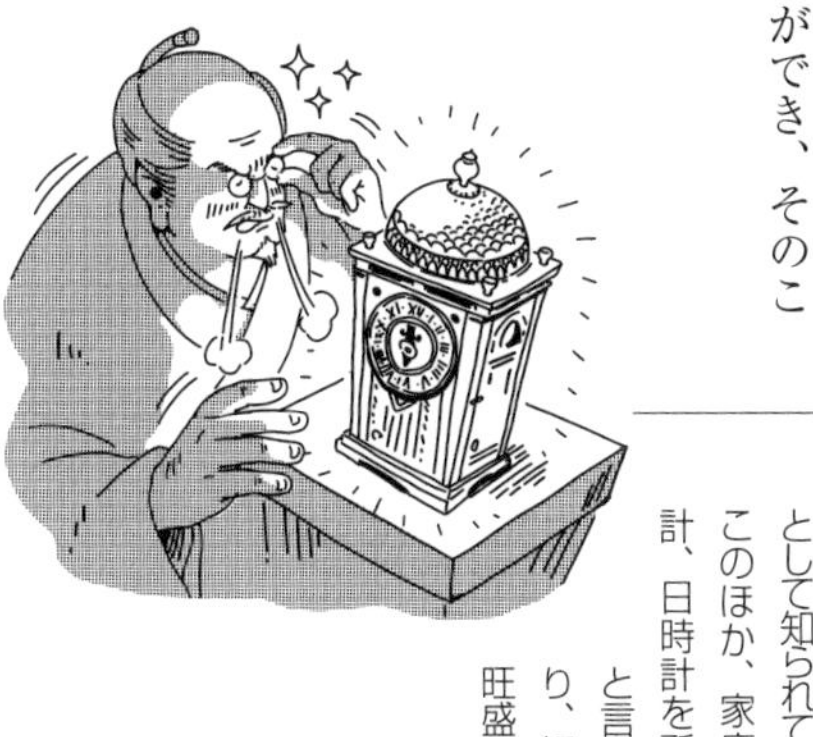

3世は、その時のお礼として、この洋時計を家康に贈ったのです。

この時計は、ハンス・デ・エバロが1581年にスペインのマドリードで作製したもので、日本現存最古のゼンマイ式の時打ち付け時計として知られています。このほか、家康は砂時計、日時計を所有したと言われており、好奇心が旺盛でした。

じゃ。

　好きな趣味に没頭することで、ストレス解消の効果も得られるし、共通の趣味を持つ人とのコミュニケーションが増えることで、孤独からくる不安を解消する効果がある。また、新たな自分の可能性を引き出して、前向きな気持ちを育てることもできる。

　さらに、脳の司令室の役割を担う前頭葉の機能が低下すると、人間らしい普通の生活が困難になると言われておる。多くの趣味には前頭葉の働きが欠かせないため、趣味を持つことで自然に鍛えられていく。つまり、認知症の予防にも効果が期待できるというわけじゃ。

　では、趣味を始めるなら、いつ頃からがよいのじゃろうか。わしは、まだ始めていないのなら早い方がよいと思うぞ。

　どんな習い事でも、最初は基礎の習得からじゃ。単調な練習をコツコツ続け、ある程度の形になるまで、結構な時間が必要になる。この単調さがネックになり、挫折する人もおるのじゃ。最初は息抜き程度の趣味と捉え、基礎を積み上げれば、定年後の時間的な余裕ができたときに趣味を楽しめるレベルになっているはずじゃ。

　また、趣味をする環境を整えることも大事じゃ。道具を一式揃えることになるかもしれん。「格好」や「外見」といった「見た目」から入ると、

初めてが多い家康

　家康が愛用したという鉛筆は日本最古のもので、芯はメキシコの黒鉛、軸はアカガシの木が使われ、長さは約6㎝。スペインまたは、メキシコ、フィリピンから贈られたと考えられています。家康の眼鏡も、わが国の古眼鏡として知られており、レンズの直径は約4㎝、横幅は約9㎝の鼻にかけるタイプの眼鏡でした。家康が晩年に使用したとされます。

　家康は、このほかにもコンパス（金銀象嵌けひきばし）や天秤も所持しており、いずれも久能山東照宮に保存されています。

やる気も上がるものじゃが、それはすなわち、まとまったお金がかかるということでもある。まだ収入があるうちに揃えておけば、定年後は必要なものだけを買い足しながら続けられる。

若いうちから、今までと違う人たちと交流していれば、定年したあと、急に孤独を感じたり、会社員時代の人間関係を引きずったりすることもないじゃろう。

いまだ趣味が見つかっていないという者には、無限の可能性が広がっておる。お主らの挑戦はきっと楽しいものになるじゃろう。

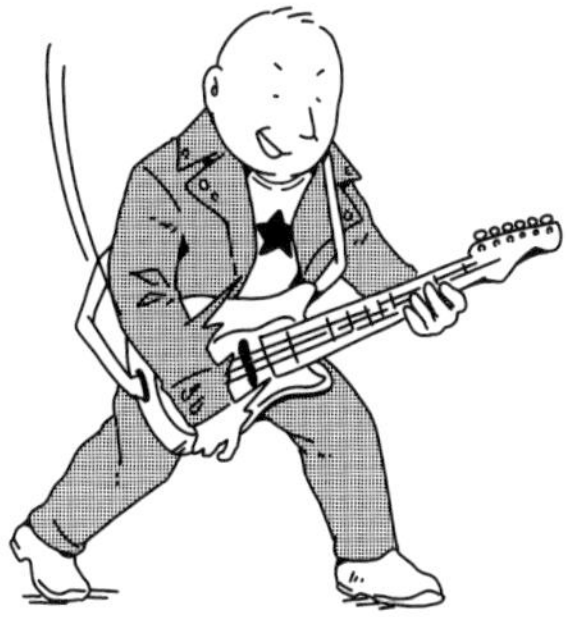

◆五十代からのおすすめ趣味リスト

健康になれる趣味
エクササイズ、料理、登山、旅行

生涯学習となる趣味
語学、読書、プログラミング

仲間を増やす趣味
ボランティア、スポーツ、楽器演奏

囲碁将棋が好き

家康は、囲碁や将棋を好み、庇護しました。

慶長17年、家康は棋士の大橋宗桂《そうけい》に俸禄を与え、同年、宗桂は本因坊算砂《さんさ》から将棋所を譲られ、1世将棋名人となりました。以後、将棋は家元制となり、幕府の庇護を受けます。

天正15年、家康は囲碁で著名な本因坊算砂を京都から駿府に招きました。家康の女婿の奥平信昌が連れてきたと言われています。慶長17年、算砂は宗桂と同じく、家康から俸禄を与えられました。

なお、徳川家康は算砂に対し、五子の手合割（ハンデ）でした。

三、家康、街コンに繰り出す編

今日こそ勝負の日だ。今日こそは、理想の女性と出会うのだ……！

若い頃はずっと、日々楽しければいいと思って過ごしてきた。ところが、一緒にテレビゲームばかりしていたはずの友人たちが三十歳を過ぎたあたりからどんどん結婚し始めた。そして気付けば独身は数えるほどに。心なしか焦りが生まれ、俺もそろそろ結婚を考え始めた。

しかし、今更出会いもない。そこで目をつけたのが、街コンだ。前もって申し込んだ参加者が当日会場となる街に出向き、協賛している飲食店で同じ参加者の異性と出会い、語ったり食事をしたりしてフィーリングを確かめる。上手くいけば連絡先を交換できるし、ダメそうだったらそれとなく違う店に行けばいい。今日の会場は押上。スカイツリーも間近にそびえる心地良い場所だ。これまでの戦績は惨憺たるものだったが、今日こそは。……のはずが。

「へえ。徳川さんって、征夷大将軍やってらっしゃるんですか？」

「だいぶ昔の話ですがな」

「おもしろーい」

入り口が広くて入りやすそうだからと飛び込んだカフェ。どちらも清楚な感じの女性二人組と出会えたはいいが、直後に店にやってきた謎の男に場はすっかり支配されていた。

「熱海に良い足湯があるんですよ。家康の湯といって、わしと同じ名前ですな。ガッハッハ」

「へえ、今度行ってみたーい」

「いつでも案内しましょう」

なんでこんな奴が……？　ロン毛だが、白髪で落ち武者のような散切り頭。ストライプのスーツの上からでもでっぷりした体型なのがわかる。丸眼鏡に懐中時計で決めているが、場違いなほどに話題は和風。何もかもがどうにもちぐはぐだ。

「あのスカイツリーというのは、どこでも見えますな。あれは最近できたモノですかな？」

「えー？　スカイツリー知らないんですか？　ウケるー」

「物珍しくて、たくさん写真を撮ってしまいました」

時代錯誤甚だしい。そういう戦略なのか？　と、女性の片方が身を乗り出して尋ねた。

「家康さんって、好みの女性はどんなですか？」

完全に勝負を仕掛けてきている。なぜだ？　若者の俺を差し置いて……。

「ふむ。ありのまま、身の丈に合った生活を共にしてくれる方が良い」

「わかるー。自然体って大事ですよね。家康さんって、なんだか余裕がありそう」

「ははは。かつては城に住んでおりました」

「城持ちってスゴーい」

どう突っ込んでいいのかすらわからない。家康は咳払いしてソファに身を沈めた。

「大奥がありましたから、女性の扱いは心得ているつもりです」

いたたまれなくなった俺はそっとカフェを出た。一体どうして若い俺よりあのジジイがモテるのだ。

残りの時間をろくに誰とも話さずに過ごし、そして終了時刻も近づいた頃。俺はさっきの清楚二人組が道を歩いているところに遭遇した。すれ違い様につい呼びとめる。

「あ、あの！　先ほどカフェでお会いしましたよね」

「え？　あ、あー……そうですね。先ほどはありがとうございます」

確実に記憶にない。込み上げる屈辱を押し込めながら、俺は彼女たちに尋ねた。

「あの、さっき変なオッサンがいたじゃないですか」

「家康さん？　あー、カッコ良かったね。連絡先交換しちゃった」

「どこがそんなに良かったんですか？　いかにも成金な格好だし、話題は古くさいし、そもそもジジイだし」

すると女性二人は顔を見合わせ、それから俺を上から下までなめるように見て答えた。

「うーん……余裕と威厳？　家康さんは、どんな場面でも心から楽しんでいる感じがする」

「大人のゆとりってことですか？」

「そうかも。例えばあなたは、精一杯おしゃれしてきた感じがよくわかる。でも家康さんはいつもあのまんまな感じがする。それはきっと、人生の蓄積の差なんだと思う」

よくわからなかったが、少なくともこの二人が俺に全く興味を示していないことはわかった。

「どうも」と会釈してその場を去ろうとする。と、その時。

「待たせたな」

彼女たちに近づく人物がいた。そいつは俺を見て言う。

「お主、先ほどのかふぇで見かけたのう」

顔を上げて見れば、それは件のオッサンだった。オッサンはヒゲをなでながらこう続けた。

「その様子だと、戦果は散々だったか。しかしそれで良い。お主はいずれ、大物になるだろう」

「……え？」

「お主の目は死んでおらぬ。繰り返し戦場に出ていれば度胸も根性もつく」

その視線は温かく俺を包みこむようで、胸が打ち震えるのを感じた。なるほど、これが蓄積か。ということは、このオッサンにも敗北と試行錯誤があったのだ……！　言葉で語られずと
も、心で感じ取ることができた。

俺はオッサン、いや、家康さんに言った。

「じぁ、じゃあ、連絡先交換してください！」

「勿論」

家康さんは快く応じてくれた。こうして俺の勝負街コンは、オジサン一人との連絡先交換と
いう結果を持って幕を閉じたのだった。

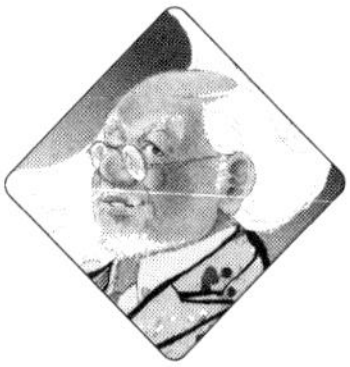

性愛をたのしめ

男の前立腺がんは、動物性脂肪の多い食物を好む食生活がその要因と言われたりするが、男性ホルモンに関連するがんのため、女性との交渉を過剰に好む男性に多発するという研究結果があるようじゃな。

一方で、中高年以後女性との交渉が全くないもの、これまた前立腺がんのリスクになるとも言われておるよ。ホルモン分泌は、自律神経と密接な関係があるから、単にセックスの頻度というよりも、やはりストレスの有無や性生活に対する満足度などが、複雑に絡まっているのじゃろうな。

わしの愛用した「八の字」という薬には、松前《まつまえ》藩から献上された「海狗《かいく》腎《じん》」（オットセイのペニス）を加えておった。オットセイのオスは交尾の際に20匹以上のメスを相手に、1ヶ月間エサを食べずに行うという話もある。それにあやかり、強力な精力剤として用いていたというわけじゃ。世継ぎを残すために、今でいうバイアグラに頼っておったわけだ。

さて、江戸時代に書かれた貝原益軒《かいばらえきけん》の『養生訓』に「四十以上の人は、

家康の側室

家康は子孫繁栄を第一に考え、女性を側室に招く際には身分や容姿などではなく、健康な子を産めるかどうかで選んでいました。16人の子どもをもうけ、最後の子どもである市姫が生まれたとき、家康は66歳でした。

交接のみしばしばにして、精気をば泄すべからず」という言葉があり、これはそのまま読めば、「セックスはしても射精をしてはいけない」という難しいことを言うておるような感じじゃな。

ただ、よく考えれば、情欲自体は否定していない。むしろ、セックスに限らず、愛する人との接触を楽しめば、精気も保てるということじゃな。

そのためには、パートナーと接する時には、常に思いやりの心を持ち、何気ない会話の中にも人肌の温度を感じさせ、ときめきを保つことが必要じゃな。

優しい言葉や、髪に触れたり手をさすったり、そんな何気ない行為が嬉しくて、胸の中が温かくなって元気が出た経験、お主らにもあるじゃろう。

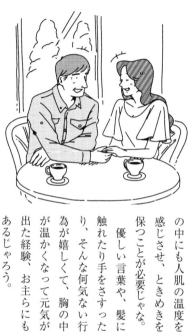

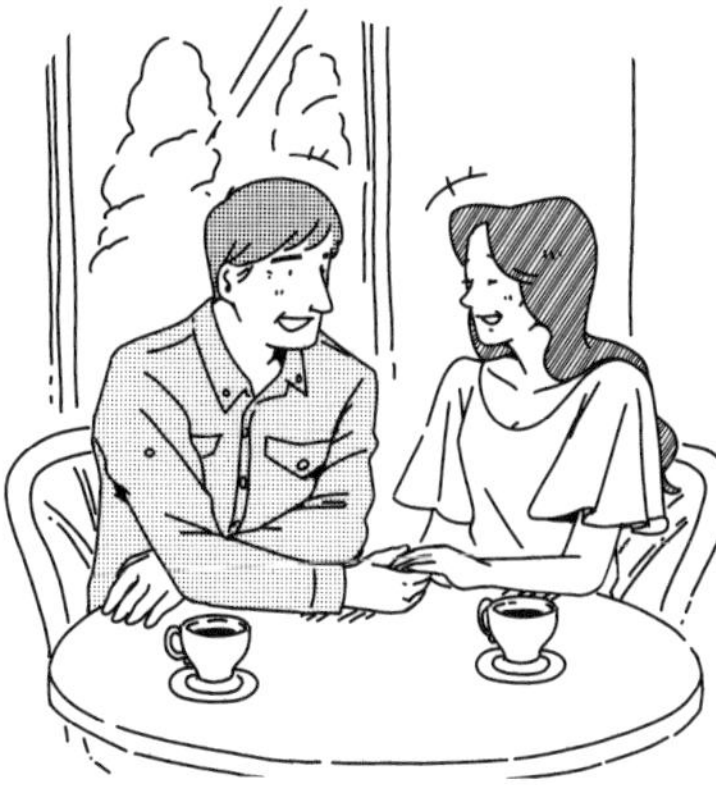

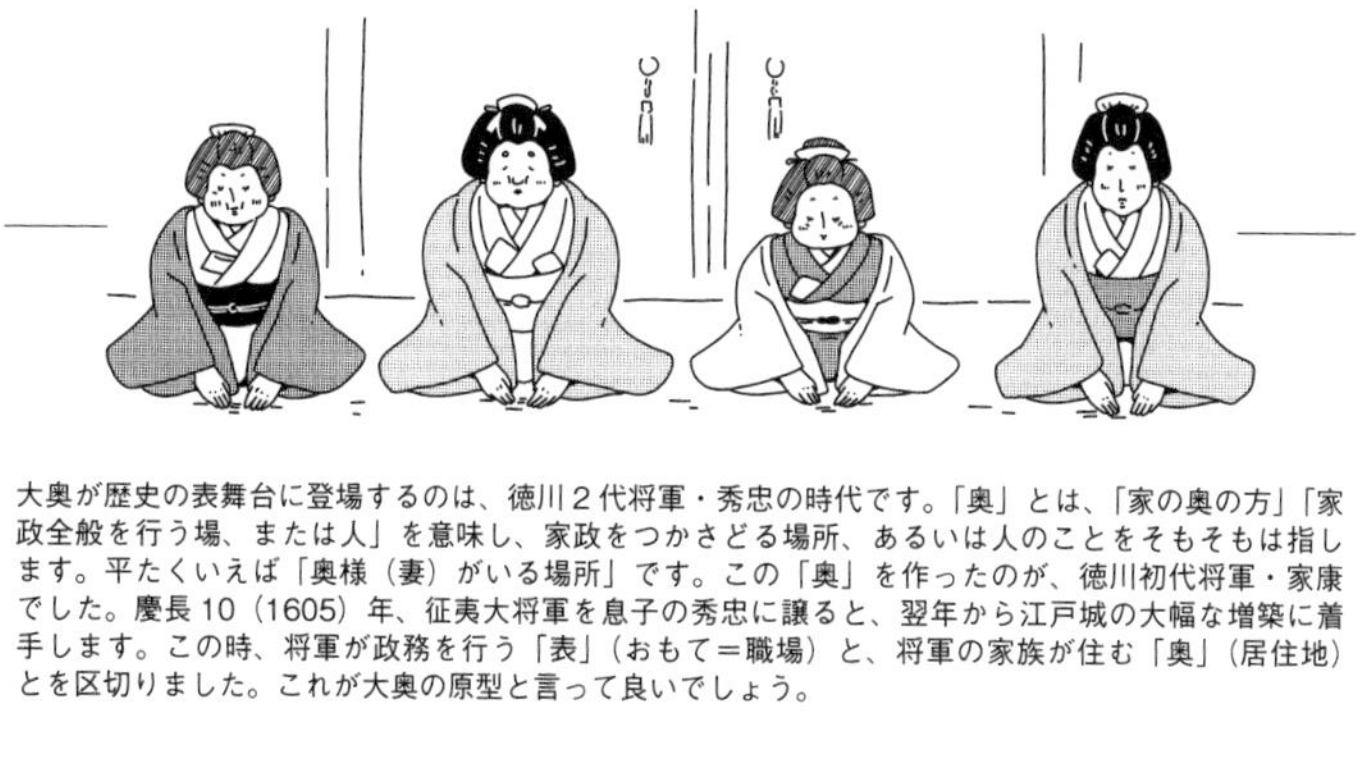

大奥が歴史の表舞台に登場するのは、徳川２代将軍・秀忠の時代です。「奥」とは、「家の奥の方」「家政全般を行う場、または人」を意味し、家政をつかさどる場所、あるいは人のことをそもそもは指します。平たくいえば「奥様（妻）がいる場所」です。この「奥」を作ったのが、徳川初代将軍・家康でした。慶長10（1605）年、征夷大将軍を息子の秀忠に譲ると、翌年から江戸城の大幅な増築に着手します。この時、将軍が政務を行う「表」（おもて＝職場）と、将軍の家族が住む「奥」（居住地）とを区切りました。これが大奥の原型と言って良いでしょう。

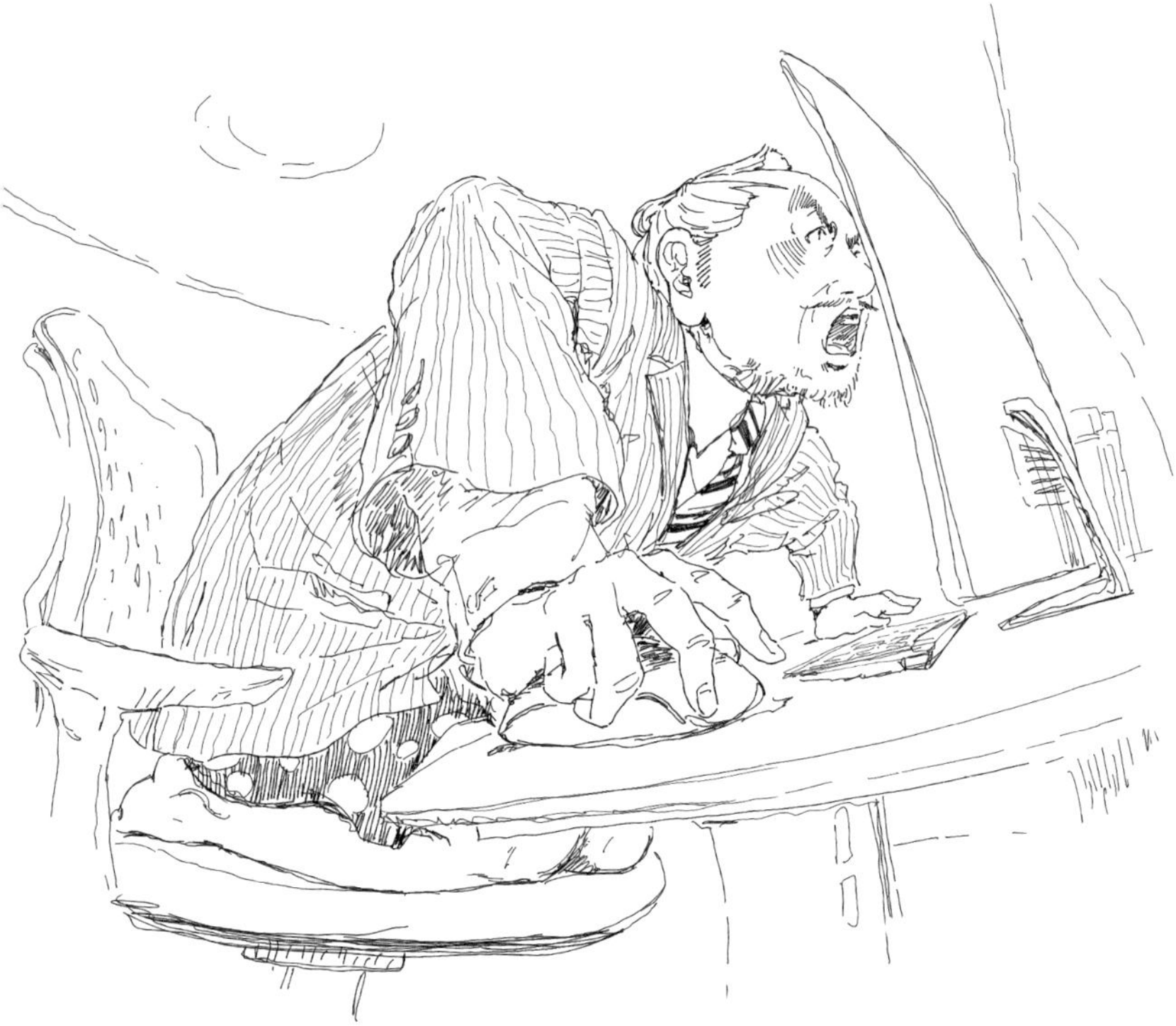

これだけ近づけば、下パンツなのバレぬじゃろ！

第七章
家康のマインドフルネス

一、売れないお笑い芸人、今日も耐え忍ぶ編

「デデン！　もしもお母さんがカピバラだったら」

「ずっとお風呂に浸かっている！」

「いや、それカピバラだけやん！　お母さん要素一個もないやん！」

「でもウチのおかん、長風呂やで？」

「いい加減にしろ！　どうもありがとうございました～」

パラパラと拍手を受けながら、そそくさと舞台から去る。今日も今日とてウケなかった。お笑い芸人を目指して上京したは良いが、俺たちのコンビ『堪忍袋』は鳴かず飛ばずでもう十年近く経つ。

「じゃ、俺はこれからバイトだから」

相方も最近じゃ稽古よりもバイトだ。昼間のコンビニバイトを終えてすぐ舞台に立ち、終わったら夜勤のネットカフェ。バイトで一日が回っている。稽古をする暇もない。

かく言う俺も、相方ほどではないにせよバイトばかり。疲れ切ってネタを書く気力もない。夢を追うことは、こうした非効率的な日常に少しずつ押しつぶされていくということなのだろうか？　いや、今は忍耐の時だ……と自分に言い聞かせて、もう何年になる？

六畳の木造アパートに戻る。家賃は五万円。エアコンがないので、冬も間近のこの頃は常に

毛布に包まって過ごしている。ここを抜け出すには何か結果を出さなくてはいけないが、何か結果を出すにはここを抜け出す必要がある――そんなジレンマの日々だ。しかし耐えろ、今はまだ、我慢の時だ。

「俺、バイトリーダーになったわ」

ニコニコしながら報告してきた相方にグッと怒りをこらえ、今日も今日とて舞台に立つ。

「デデン！　もしも洗濯機に土鍋の機能が付いてたら！」

「サイズ感が全然違うねん。あの水量でおじゃ作ったらそれはサラッサラの真水じゃ。水に対する米の割合が導入直後の消費税ばりに低いんじゃ」

「でも最近は節水機能付きの洗濯機も多いし……」

「誤差じゃ。そもそも最近はドラム型が主流だから、なんかイメージしにくいんじゃ」

昨日思いついた時はそれなりに面白かった気がするのだが、いざやってみると我ながら迷走しすぎだ。案の定、客席はどっちらけである。が、それよりも。

さっきから、一番前のど真ん中に座っている客が異常に気になる。たっぷりと髭を蓄えた白髪の老人だ。狸親父……まるで徳川家康だ。前方の客の並びを見たら端から若者・若者・若者、征夷大将軍を一人挟んで若者・若者……異物感が尋常じゃない。

俺は次のフリップを用意する相方に小声で言う。

「あの家康はなんだ？」

「家康て！　確かに似てるけど」

するると、仮称・家康はこちらをにらみ、普通に話しかけてきた。

「わしを呼んだか？」

「……地獄耳！」

「ていうか話しかけてくんなや！」

「いいや、言わせてもらおう」

周囲の客がザワつく中、家康はのそりと舞台に上がり、我々の前に立った。

「わしも人質時代には忍耐の日々を強いられたもんじゃ。ほれ見ろ、その時の癖で、未だに緊張すると爪を噛んじゃう」

「確かにギザギザ……って、その癖は直せ！」

「切れのある返しじゃ。やはり腕が上がっておる。今日のネタも、先月見たアレよりはだいぶ良くなっておるぞ。『もしも飼い犬が鰹節だったら』とかいうやつ。散歩の度に道路と擦れてすり減っていくし猫が無限についてくると言われても、正直ピンとこなかった」

「古いネタをいじるな！」

「いじられてなんぼじゃろう。ガハハハハ。そうだ、お主らにコレをやろう」

そして何やら巻物を手渡してきた。なんだ？　相方が広げると、それは何かの絵のようだ。

「昔の……肖像画？」

武将らしき男が一人、頬に手を当てている。その顔は、苦悶というか、悲しみというか、なんとも形容しがたいシケた表情を浮かべている。

「なんつう顔してんだ……つうか、これどっかで見たことあるな」

「おお。この時代にも知れ渡っておるのか。これはかの有名な顰像《しかみぞう》じゃ」

「しかみ……知ってる！　あのクソ漏らしか！」

「左様。武田軍からケツまくって逃げ出した時、屈辱を忘れぬために描かせたものじゃ」

「クソとかケツとか汚いな！　こんなもんをどう使えと？」

するると家康、客席に向けて、

「デデン！　もしも家康が戦に負けてクソ漏らして逃げたら……？」

「絵に残さんわ！　残しても、このツラはないわ！」

「こんなん、見る度に思い出して『くそーっ』ってなるわ！」

「ガッハッハッ！　クソだけにな！」

「やかましいわ！　いい加減にしろ！」

結局その日、一番ウケたのはよくわからん自称・家康の顰像漫談だったという。後日調べたところによると、あの肖像画は家康が描かせたものではない可能性が高いとか。あのジジイ、テキトーなホラ話をあんなに堂々とするなんて。俺たちも見習わねば。くそう……必ず、天下取ったるで！

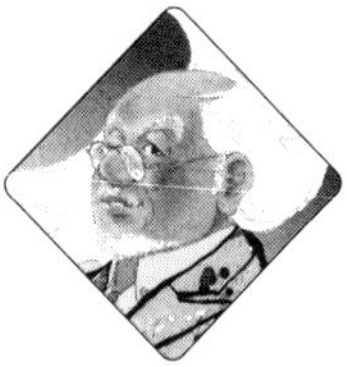

屈辱は最大のチャンス

屈辱の乗り越え方

弱小大名の嫡男として生まれたわしは、6歳からの二年間を織田家、その後19歳までを今川家の人質として過ごした。

「このまま人質として人生を終えてしまうのか」

忍耐の日々が続くと、少年ながらそんな思いに打ちひしがれることも多々あったものだ。だが、その辛さも、まだ序の口に過ぎず、人質から解放されても、織田、豊臣に使える身分。負け戦も散々経験した、危機の連続じゃった。結果から言ってしまえば、戦国時代の最終勝者だが、艱難辛苦の果てという感が強い。

わしが将軍を退位する時に残した言葉「人の一生は重荷を負うて遠き道を行くがごとし」は、人質となった幼少期からの苦労を思い、年老いてから天下を取った、まさに実感の込もった言葉だったと、我ながら思うよ。

退位の際の遺訓

「人の一生は重荷を負うて遠き道を行くがごとし。急ぐべからず。不自由を常と思えば不足なし。こころに望みおこらば困窮したる時を思い出すべし。堪忍は無事長久の基、いかりは敵と思え。勝つ事ばかり知りて、負くること知らざれば害その身にいたる。おのれを責めて人をせむるな。及ばざるは過ぎたるよりまされり」

◆徳川家康の三大危機

三河一向一揆

永禄六年（1563）の秋、三河で、一向一揆が起きました。三河では古くから浄土真宗信仰が盛んで、15世紀後半には蓮如布教により本願寺派教団が成立し、一向宗（真宗本願寺派）の勢力地盤でした。

三河一向一揆は、家康の家臣が一向宗寺院の不入権を無視して、兵糧米を徴収しようとしたことに対し、一向宗門徒が反発したために起こったと言われます。

一揆方と家康の戦いは、翌年2月まで断続的に続き、三月に至り和議が成立しました。

三方ヶ原の戦い

徳川家康が武田信玄と戦い惨敗した三方ヶ原の戦い。この戦いで、家康は家臣の反対も聞かずに、武田信玄の誘いに乗って浜松城から三方ヶ原へと追撃に出てしまいます。血気盛んだった一面が現れていますが、追撃した結果、徳川家康は大敗を喫し、命からがら浜松城へと逃げ帰ることになります。

伊賀越え

徳川家康が少数の部下を引き連れて大阪の堺を観光している時に、織田信長が明智光秀の謀反により本能寺で討たれたとの急報が入ります。明智光秀は当然同盟者である徳川家康も討とうと網を張っているので、徳川家康もこの時ばかりは死を覚悟したといいます。ですが、険しい山道を伊賀の人々の助けを借りながらかき分け、刺客に襲われながらも何とか三河（現在の愛知県）まで戻ることに成功しました。これが世にいう『伊賀越え』です。

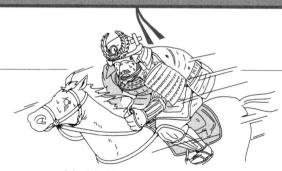

家康の人生を振り返えれば、人質時代はむしろ安全。
その後は生きるか死ぬかの瀬戸際の連続でした。

わしがどうやって、この屈辱を乗り越えてこられたのか。

世間では、三方ヶ原の合戦で、武田信玄の軍勢から命からがらに敗走したわしが、負けたばかりの惨めな己の姿を絵師に描かせ、常に手元に置いて、自分のおごりへの戒めとしたと言っているが、それは後の世の作りごとじゃ。わしはむしろ敗戦からは目を背けたかった。

そんなわしが取り入れていた方法は、飯をたくさん食うということじゃった。普段は粗食を心がけておるのじゃが、全く逆のことをすることで、気持ちを切り替えるということじゃ。

現代ではストップ法といって、アスリートなどがスイッチを切り替えるために行っているようじゃが、誰でも簡単に実践できるものじゃ。ポイントは、ネガティブな感情を一瞬、忘れてしまうほどインパクトのある動作を行い、それを合図に気持ちを切り替えること。「ストップ！」と言いながら手を叩く、などの動作がおすすめだ。まあ、人気のないところで、大きな声で叫ぶくらいでも、効果はあるだろう。

「この動作をすれば、嫌な気持ちは確実に消える」と自己暗示をかけつつ、根気良く続けると、辛い記憶や将来への不安などのネガティブな感情が徐々に起きにくくなるのじゃ。

顰像

徳川家康の三大危機の一つ、三方ヶ原の合戦で、武田信玄の軍勢から命からがらに敗走した家康は、負けたばかりの惨めな己の姿を絵師に描かせ、常に手元に置いて、自分のおごりへの戒めとしたと言います。

そんな逸話を持つ『徳川家康三方ヶ原戦役画像』が今も残されています。

家康の遺訓の中の「勝つことばかり知りて負くることを知らざれば、害その身に至る」という思想を体現し、失敗の中から反省と学びを忘れない、家康の人間性を表しています。

屈辱をチャンスに変えて

じゃが、わしが危機を乗り越え、天下を取れたのは、本当に大飯を食ったからなのかとも思うよ。一時的には、屈辱から目を背けられたけれども、本当はその屈辱が忘れられなくて、それで、天下を目指せたのではないかと。

武田や、織田、豊臣にいじめられた時に、それを悠然となかったことにはせずに、自分こそが上に立ちたいと思ったから頑張れたのではないか。きっと、屈辱やコンプレックスは、目標を持って前を向くためのチャンスなのじゃ。これは、天下取りだけではない。

例えば、自分と同じような体型の者が、急に痩せて、インスタグラムに写真を上げていたりすると、羨ましさが込み上げてきて、その気持ちを「年甲斐もなく恥ずかしい」などと言って、蓋していないか。自分の気持ちに向き合って、とりあえず自分もダイエットしてみよう、と思って実践すれば、結果としてやっぱりインスタグラムに写真を上げるのは恥ずかしくても、痩せて健康になることはできる。悔しい気持ちを大事にせよ。

顰、とは顔をしかめた様相、しかめ面のことを言います。大敗北して城へ逃げ帰った憔悴した表情という、普通の肖像画では見られない、生きた家康の姿を写した図案として注目されてきました。

しかし、この『徳川家康三方ヶ原戦役画像』を保管、管理する徳川美術館によると、江戸期においてこの絵にそういう逸話は残されていないこと、三方ヶ原合戦の時のものでなく、しかもおそらく江戸時代になってから描かれたものであるということです。

二、VRゴーグルで瞑想編

このわし、徳川家康が蘇った令和の世。

権力者を見れば誰が責任を持つのかはっきりせず、「えすえぬえす」では罵詈雑言が飛び交い、海の向こうでは戦争が続いている。今再び、天下泰平とは何か問い直されている時代のように見える。

くりすますとやらで街が賑わっていたある日のこと。わしは家電量販店で「ゴーグル」の文字を見つけた。あれが「眼鏡」を表していることは既に知っている。水中ゴーグルなるものを付ければ、泳ぐ時に目が痛くならない。元よりこの家康、眼鏡に目がない。黒縁、銀縁、さんぐらす……気に入った眼鏡はいくつか買い揃え、気分や装いに合わせて変えている。眼鏡については一家言あると言っても過言でない。

というわけで、早速ゴーグル売りの男を呼びとめた。

「御免。一つお尋ね申す。この『ゴーグル』はどのように使うものか？」

飾られていたのは、鼻まで覆う水中ゴーグルに似た形状をしたものだった。しかし面妖なことに、目の部分まで不透明な材質で覆われている。あれでは前が見えぬではないか。

「ご興味ありますか？　お試しできますよ」

ゴーグル売りは棚のそれを取り上げると、わしの頭に被せる。案の定、視界は真っ暗だ。ところが、なんと訝っていると急に目の前に空間が広がった。

家電量販店の賑わいは消え、野山が広がっている。ゴーグル売りの姿まで消えている。

「これはわしの知らぬ奇術の類いか？　まさか別の場所に移動できるゴーグルなのか？　しかし解せん。そんなことができる道具なら、なぜ眼鏡の形にする必要がある？」

立て板に水の如く疑問を口にしていると、どこぞからゴーグル売りの声が聞こえる。

「これはＶＲゴーグルです。お好みの景色などありますか？　いくつか選べますが」

すると視界が六つほどに分割された。先ほどの野山のほかに、海、廃墟、それから……。

「右下のあれは、戦場か？」

「そうですね。日本の合戦の様子を体験できます」

「合戦とな！　面白い！」

すぐに、視界一面に戦場の光景が広がった。首を振ると、それに合わせて視界も変わる。手を見れば、いつの間にか甲冑を着込んでいる。しかも、これはまさか……この地形には、見覚えがあるぞ！

「これは関ヶ原ではないか！」

思わず拳に力が入る。

「正則は！　長政はどこじゃ！」

向こうの方に藤巴紋が見える。　長政か？　と、こちらにものすごい勢いで向かってくる馬が
ある。

「むむっ！　あれは緋糸威胴丸具足！」

見間違うはずがない。毛利輝元！

「毛利輝元！　かかってこい！　切り捨ててやる！　……と思ったが。

「……なんか顔が違うな」

輝元の具足を纏った男は、見知らぬ兵六玉だった。とても西軍の大将を務める者の面構えと
は言えぬ。すると、ゴーグル売りの苦笑する声がした。

「武将たちの顔までは、さすがに再現できませんけどね」

立ちつくしていると、視界が真っ暗になった。

「これはＶＲ……現実では行けない場所や景色を疑似体験できるゴーグルです」

ゴーグル売りが「ぶいあーる」とやらを外して再び飾り棚に戻した。

「幻覚ということか。　いささか拍子抜けしたが、見事な奇術だった。　褒めてつかわす」

ゴーグル売りに礼を述べ、わしは浮き足立つのを堪えながら家電量販店を後にした。あの関ヶ原の日々。帰宅し、戦
心の内では、この時代に生まれて初めて抱く昂りがあった。あの関ヶ原の日々。帰宅し、戦
いに明け暮れていた頃のように瞑想していると、無心の向こうにあの関ヶ原の光景が浮かび上
がる。

心の内のどこからともなく、声が聞こえた。

今の世はあの虚しき、戦乱の世に比べて、どれほど平和か。

平和とは、個々の幸福の集合体なのだ。

海の向こうでは戦争が起きている。遠い国の混乱に振り回され、人々は心穏やかに過ごす生活を静かに脅かされている。いかにわしでも、ちょっと出向いてそれを止めることなどできない。

ならば手順は逆である。

自分自身が満ち足りた生活を送ることができれば、手の行き届く範囲も幸福になり、やがてその幸福になった者たちは他の者にも手を差し伸べる。そうすれば幸福は形を変えて伝播していく。

ほかにやり方があろうか？

少しずつ、気長に、すぐに皆の者が幸福に辿り着かなくとも、長い時代の流れの中で次代を担う者たちが幸福になることを考えれば……それはやがて、全ての者の幸福に行き届くだろう。

誰もが、誰の不幸も望まぬ世になる。

この家康、何も自分の身を捨てるために令和に蘇ったわけではあるまい。ならば……。

目を開けると、わしは天海くんのインスタにＤＭを送った。

〈決めたぞ。わしはもう一度駿府に戻ろうと思う。〉

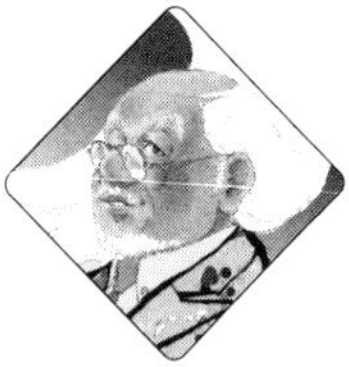

没入体験で新しい自分に出会え

わしは日課として、念仏をとなえておった。読経をしながら南無阿弥陀仏と書写する行で、今は珍しいかもしれないが、当時の念仏者の行としては一般的なものじゃった。

一定の声量で息継ぎを少なく、少しでも長い間音を出す読経じゃ。一定の息を出し続けるという行為自体が、マインドフルネスになっておったかもしれんのう。

お経の音読は、抑揚のない一定のリズムで自分の耳から音が入ってくるので、「超集中」と言われるフロー状態にもなりやすい。お経のように旋律がなく、一定のリズムで続いていくものは、楽しいとか、悲しいとかいった感情に縛り付けられず、「今、自分が声を出している」という、目の前の現実だけに意識を向けられる。意味などの価値判断にとらわれない、没入体験じゃったと言うことができるじゃろうなあ。

さて、わしが今回体験したVRもまた、視界の三六〇度が覆われ、限

家康の日課念仏

天海は、晩年になった家康に対し、「いくたびかの戦で殺戮が繰り返され、罪なき人々のたくさんの命が奪われている。自分の死後、極楽往生を願うならば、その滅罪の祈りをこめて写経することだ」とすすめたという話が伝えられています。それをきっかけに日課念仏を始めたということです。

現存する家康の「日課念仏」の中には、「南無阿弥陀仏」と、阿弥

りなく現実に近い世界に没入する感覚が得られるものじゃった。

わしも読書が好きで、本の世界の主人公になったような気分で、つい読みふけったものじゃったが、しかし、その感覚ともまた違う。

我々がリアリティーを感じるのは、主観的な経験に基づいた、いわゆる現実世界。それともう一つあるのが、その主観的な経験と完全に独立した世界で、空想の世界や、現代ならインターネットのバーチャルな世界のことじゃ。この二つは並列的に存在して、通常は分けて考えている。

今回体験したデジタルメタバースは、仮想空間で、走ったり、喚いたり身体性を発することで、それら二つの世界を乗り越えた、全く新しいリアリティーを感じられたものじゃ。

近い感覚で言うと、わしが馬に初めて乗れた時や、ＢＭＸで初めてトリックを決めた時、先に身体の方が体験して、意識の方で後からそのコツを理解したような、身体で覚えるという感覚じゃ。

ＶＲがもたらす没入は、様々な現実のバイアスを飛び越えて、圧倒的なマインドフルネス体験として、人間の意識をさらに遠くに運んでくれるかもしれんのう。

陀如来の六字名号が、六段、一一〇行に合計六六〇体、墨筆で記されたものにあり、文字通り「日課念仏」は、家康が阿弥陀如来の名号をとなえながら、毎日こつこつと祈りをこめて書いたものと思われます。

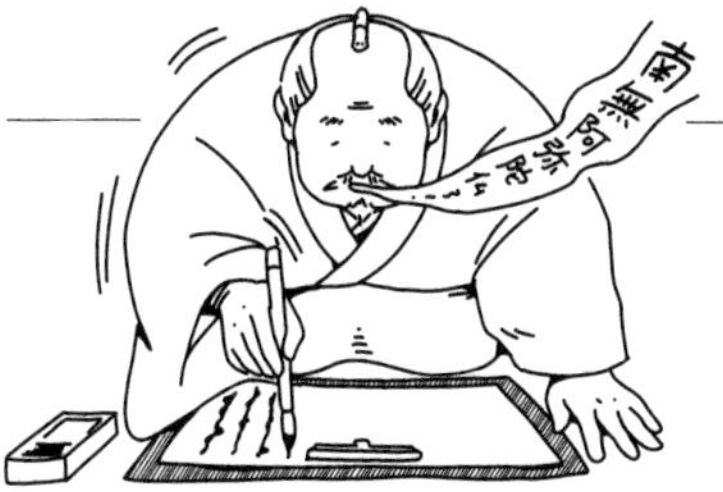

念仏を唱えながら、家康の頭には、余生の過ごし方、死んだ後の幕府のイメージが去来したのかもしれません。

ただマインドフルネスは、デジタルメタバースに行ったり、道具を用いなくとも、実践できるものである。
とてもシンプルな3ステップでできる方法を伝授するので、試してみると良い。

一、良い姿勢で座る
床に座布団や坐布を置き、その上にあぐらをかいて腰掛け、良い姿勢を作り座る。椅子や正座でも可能。手のひらを下に向け、膝や太ももの上に置き、背筋を伸ばす。目は優しく開けたまま伏し目がちに（半眼）して、1・5〜2m先の床を柔らかく眺める。

二、自分の呼吸に意識を置く
今まで、無意識に行っていた自分自身の自然な呼吸に意識を置く。

三、感情や思考が浮かんでも、それを追わず呼吸に戻る
何か考えていることに気付いたら、それを追いかけず、「考えた！」と心の中でつぶやいて、意識を呼吸に戻す。感情や思考に何も判断を加えず、そのままにして、ただ呼吸に戻る繰り返しは、何度でも「今」に戻ってくる練習になる。どっしり座り、意識を抑え込むものではなく、呼吸を操作することでもなく、自然な呼吸を続けていると、今、この瞬間に生きていることに、感謝の気持ちも自然に湧いてくる。

関ヶ原で瞑想

慶長五年（一六〇〇）九月十五日、まさに関ヶ原の戦いの決着がつく、その当日。家康は、朝もやの中、二人の少女の侍妾とともに、戦場を見下ろす丘の上で寝ていたという記録があります。

一大事になんと呑気なと思われるかもしれませんが、横になってヤン瞑想というものもあって、家康は知らずのうちに、横になることにより、戦いの不安やストレスから逃れていたのかもしれません。

また、わざわざ、瞑想の体勢をとらず、日常生活の中に瞑想を取り入れる、「生活瞑想」というものもある。

例えば「食べる瞑想」はなんとなく食べるのではなく、食材の一つ一つについて、色・形・香り・味わい・歯応え・のどごしなどを意図的に意識し感じ取ることで自然の恵みに感謝する気持ち、食に対する興味・関心が芽生えるというものじゃ。この「食べる瞑想」によって血糖値が有意に下がった、との報告もあるぞ。

要は、日々の生活の中で、意識を行為に集中させる機会を持つこと。それによって新たな自分の発見につながるのじゃろうな。

◆マインドフルネス 瞑想

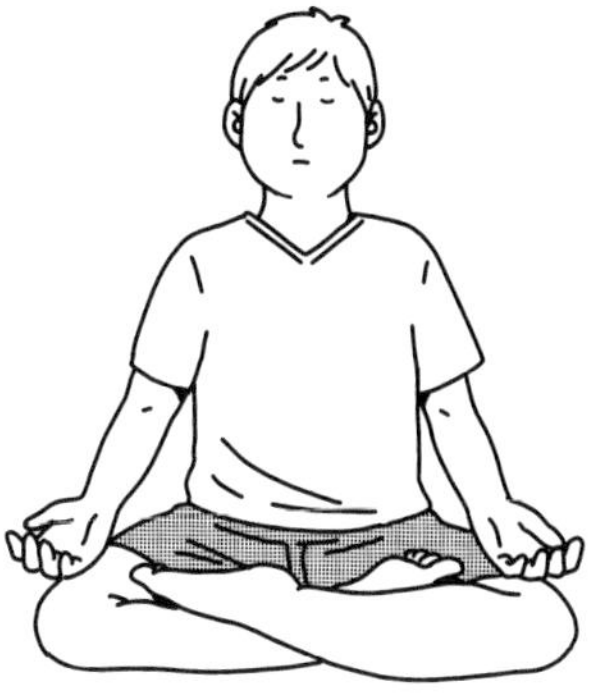

1　背筋を伸ばして座る
2　視線を落とす、または目を閉じる
3　呼吸に意識を集中する
4　注意が逸れたのに気付いたら注意を呼吸に戻す
5　様々な感覚や浮かんでくる考えをありのままに観察する
（最初は 10 分くらいから始め、慣れてきたら 45 分くらい行ってみよう）

三、終活を考え始める編

〈嬉しやと　二度さめて　一眠り　うき世の夢は　暁の空〉

わしが令和の世に目覚めた時、最初に思い出したのはこの句だった。詠み人は……四百と少し前の、わしだ。病床に伏せていた際に辞世を思って詠んだこの句は、再び、わしを動かす寄る辺となった。久能山から見た暁の空に、わしは今一度この世のために何かをしようぞと意気込んだものだ。

そして天海くんとともに江戸……東京に上り、様々な経験と出会いを経た。その果てに思ったのは、わし自身のことだ。果たして残された時間はどれほどあるのだろうか？　今動くこの心臓は、いつまで動くのだろうか？　次に眠ったとき、今度こそ二度と目覚めぬのではないか？

日がな、その問いは強く迫ってくる。わしは今一度、自らの終わりを思うことにした。

終の棲家を造るなら、早いほうが良い。ついでに正月の予定も聞いておこう。と天海くんに連絡したところ、なんと既に土地を用意してあるというではないか。さすがだ。駿府城はすでに失せ、現在は公園となっているという。しかし、懐かしきお万の居間が、三島の寺に移築されたと聞いた。土地はそこからやや上ったところの高台にある。天海くんと二人並んで草むらに腰を下ろす。見れば視界は遠く開け、富士山に三嶋大社も見渡せた。

「……冬だというのに過ごしやすくて、良い地じゃな」

「ええ。ちょっとドライブすれば、海にも出られますよ」

わしの隣で天海くんが微笑んだ。

「再び城を建てるも良し。鷹狩りのための公園を開くも良し。徳川家康の名は知る人ぞ知るものとして、令和の世に再び威光を持ちました。人を募れば参じる者も多いでしょう」

日暮れ近くの街。わしは沈みゆく太陽の輝きに目を細めながら言った。

「小さな家を建てようと思う」

「なるほど。それもまた良いお考えです」

天海くんの返事には、含むところはない。わしの考えすら、既にお見通しなのかもしれない。

「これほどの土地があると聞き、最初は色々と夢を膨らませたものじゃ。駿府城の再現も良いかとも考えた。しかしかつてわしは武家諸法度で、大名が新しく城を建てることを禁じた」

「今の世に大名はおりませんよ。それに、武家諸法度を持ち出す者ももうおりますまい」

「だとしても、だ。何でもできるとなると、何でも用意したくなる」

「そこで今度は断捨離ですか」

「うむ。何もかもを持とうとは思わぬ。家は小さな……いや、ほどほどの平屋でいい」

「自宅で楽しみたいと言われていた足湯はどうされます？」

「熱海に出る。たまに観光で遠くの温泉にも行く」

「バーカウンターは？」

「近所に行きつけの店を見つけよう。それに限らず、この地の人々とよく交わりたい」

「プールは？」

「市民プールがある。夏は海でダイビングもしてみたい」

「映画は？」

「映画館というものには行ってみたい。家ではまあ、30インチもあれば良い」

「なるほど、充分ですね」

天海くんが呟いた。日は沈み、街は人々の家から漏れる明かりで新たな装いを見せ始める。その明かりの一つ一つに人々の営みがあることを思いながら、わしは続ける。

「部屋は……数える程でいい。代わりに厨房は少し凝ろう。あとは家庭菜園ができる庭。カレーをスパイスから作ってみたい。それから、縁側は欲しいな。この過ごしやすい気候の中で、日々、日の沈むさまを見届けたい」

「夕日を見て、何を思いますか？」

「特に何も。日々、この世界に礼と別れを告げ続ける」

胸に浮かぶのは、かつてのわしが残したもう一つの辞世の句。

〈先に行く　あとに残るも　同じこと　連れて行けぬを　わかれぞと思う〉

手の内に残しておきたいものもあれば、望まぬまま手のひらからこぼれ落ちるものもある。ただし手の内と外、いずれにあってもさほど違いはない。わしの生きた江戸の世にも、死んでいた間に続いた歴史のうちにも、何一つ、誰一人、わしが道連れにしたいものなどなかった。家も同じだ。家を造るとは、生き方の決意をすることだと心得る。何を盛り込み、何を捨てるか。それはすなわち、この世にいるうちにこの世への別れを思うこととも言える。

「わかりました」

天海くんは立ち上がり、肩をこきこきと回した。

「手配いたしましょう。外観はいかがいたしましょうか？　和風、洋風、和洋折衷……」

わしも立ち上がり、尻の草を払って答える。

「任せる。……これは余談だが、わしは自分が健康に生きる姿を見せることで、皆を幸せにしたいと考えている。ただ、強がっても、周囲の助けも必要だ。誰もが気軽に立ち寄れるような造りにしてくれ」

「委細承知」

春に目覚めて夏を越し、風の冷たさで秋を知る。そして冬を経て、再びの春。

終の棲家が、遂に建った。

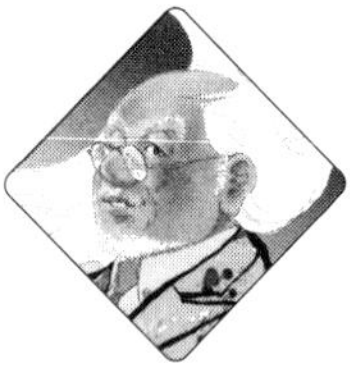

人生の終わりを充実させよ

人生の重荷を下ろせ

人生の締めくくりを考えた時、気合を入れて開発した江戸だったが、どうもここで最期を迎える気にならず、家督を秀忠に譲ると、わしはすぐに駿府に戻ったのじゃ。

駿府には、富士山も、鷹狩ができるお気に入りの場所も、好物の茄子もあるからな。それ以上はよう望まなかった。

老後を、どこに住んで、どのように暮らすか。終の棲家は人生の最後を充実させるために大事じゃ。

都心から自然豊かな土地へ、一戸建てからマンションへ、サービス付き高齢者向け住宅や有料老人ホームへ……。

あるいは自宅を終の棲家と決めてリフォームするという方法もある。住む場所一つを考えても、様々な選択肢があるな。

一富士二鷹三茄子

慶長11年（1606年）、徳川家康は、徳川幕府を盤石に世襲するために、自らの隠居を決め、徳川秀忠に将軍職を譲ります。

家康は隠居先をゆかりの地、駿府にすることを決めます。

その理由について、「駿河には一に富士山がある。これは三国中（日本・中国・天竺）の中でも唯一の名山だ。見飽きることがない。二に鷹が良い。三に茄子いずれにしても、これまでに溜め込んできたものの整理が必要じゃ。年齢を重ねるうちに溜まってしまったものや暮らしの習慣があるじゃろう。でも、下ろせる荷物は整理したり軽くしたりしていきたい。

わしのように移住という転機はこれまでの暮らし方を見直す良い機会だ。必要最低限のものだけ身の回りに置いて、身軽でいれば、新しいことにも気楽に向き合えるはずじゃ。

もう一つ、人生の重荷となるのは、死んだ後のことだな。

わしが気がかりだったのは、せっかく天下統一ができたのに、死んだ後にまた戦乱の世になるのではないか、ということじゃった。まだまだ安定した政権とは言い難い状態じゃったんだな。

そこでわしは、武家諸法度と禁中並公家諸法度の二つの法律を作った。武家諸法度は、大名統制のために制定された基本法で、これにより、江戸幕府と大名の関係性を明確化した。また禁中並公家諸法度は、天皇と公家の行動を規制する目的で作られたものじゃ。この二つを残すことで、江戸幕府の体制を盤石なものとしていったのじゃ。

その後、２６０年効力を発揮した、遺言じゃったな。

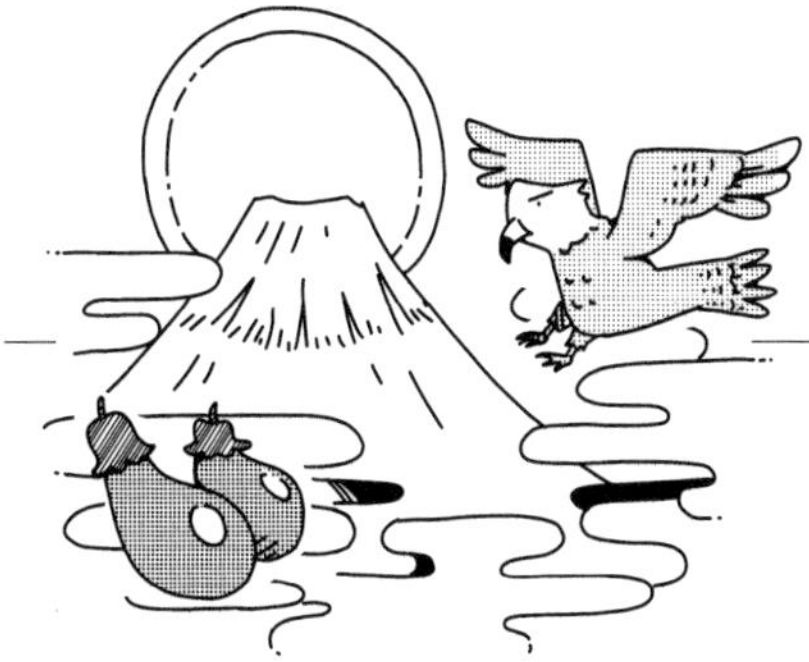

が名産で、しかも他所より早く味わうことができ、美味い」と言っています。
ここから「富士二鷹三茄子が縁起物とされることになりました。

自分の人生を肯定せよ

皆の者も、人生の最後を充実させるために、遺言を書いてみてはいかがかな。最近は、もっとライトに「エンディングノート」とも言うらしいな。

エンディングノートを書く目的は、三つある。一つ目は、財産を記録すること。遺族が困らないように財産の所在を明らかにすることは家族に争い事を残さぬためにも重要じゃ。二つ目は、「死」の前後の課題と向き合うこと。病気になった際の介護や入院、死後の葬儀やお墓に関することを、判断力があるうちに決めておくのじゃ。

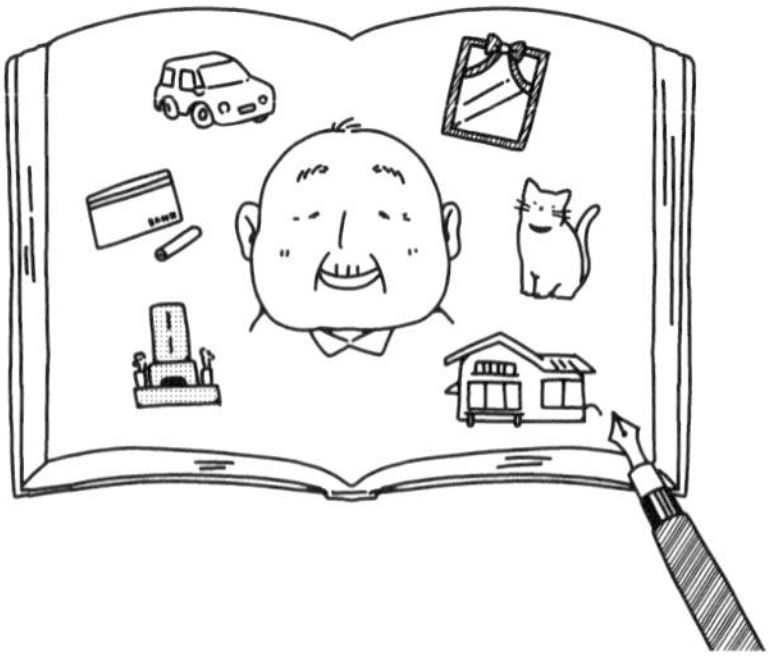

そして、三つ目の目的をわしは重視しているのだが、今までの人生を振り返ることじゃ。

自分のことや家族のこと、色々な思い出、大切な者へのメッセージなどを書こう。過去を思い出すきっかけを与えてくれるものとして、日記やアルバ

家康の墓

徳川家康は75歳で死去したのち、その遺体は遺言により久能山に移され、その翌年に日光東照宮に祀られました。

徳川家康が亡くなった翌年の1617年に建てられた日光東照宮は、世界文化遺産「日光の社寺」として登録されています。日本各地から集めた名工により様々な装飾や彫刻が施されており、「見ざる・言わざる・聞かざる」の三猿の彫刻が有名な神厩舎や、建物全体がおびただしい数の極彩色の彫刻で覆われ、一日じゅう見ていても飽きないというこ

ム、思い出の品などがあるじゃろう。それらを見ながら、「わしはこういう人生を歩んできたんじゃ。色々あったけど、よくがんばったのう」と、自分自身を褒めてあげよう。いいことも悪いことも含めて、自分の人生を肯定するのじゃ。

思い出の中に登場する、共に歩んできた家族や大切な者へのメッセージが、自然と浮かんでくるじゃろう。

わしのように、きっとお主らの人生も、辛いことや嬉しいことに満ちたものじゃったろう。

それが生きることの醍醐味じゃ。

わしの特別講義もここで終わりじゃ。長い間、お付き合いいただき、どうもありがとう。

お互い、人生の最後まで、色々と楽しみ尽くそうぞ。

じゃ、達者でな。

とから「日暮御門」とも称される「陽明門」など、見どころが多くあります

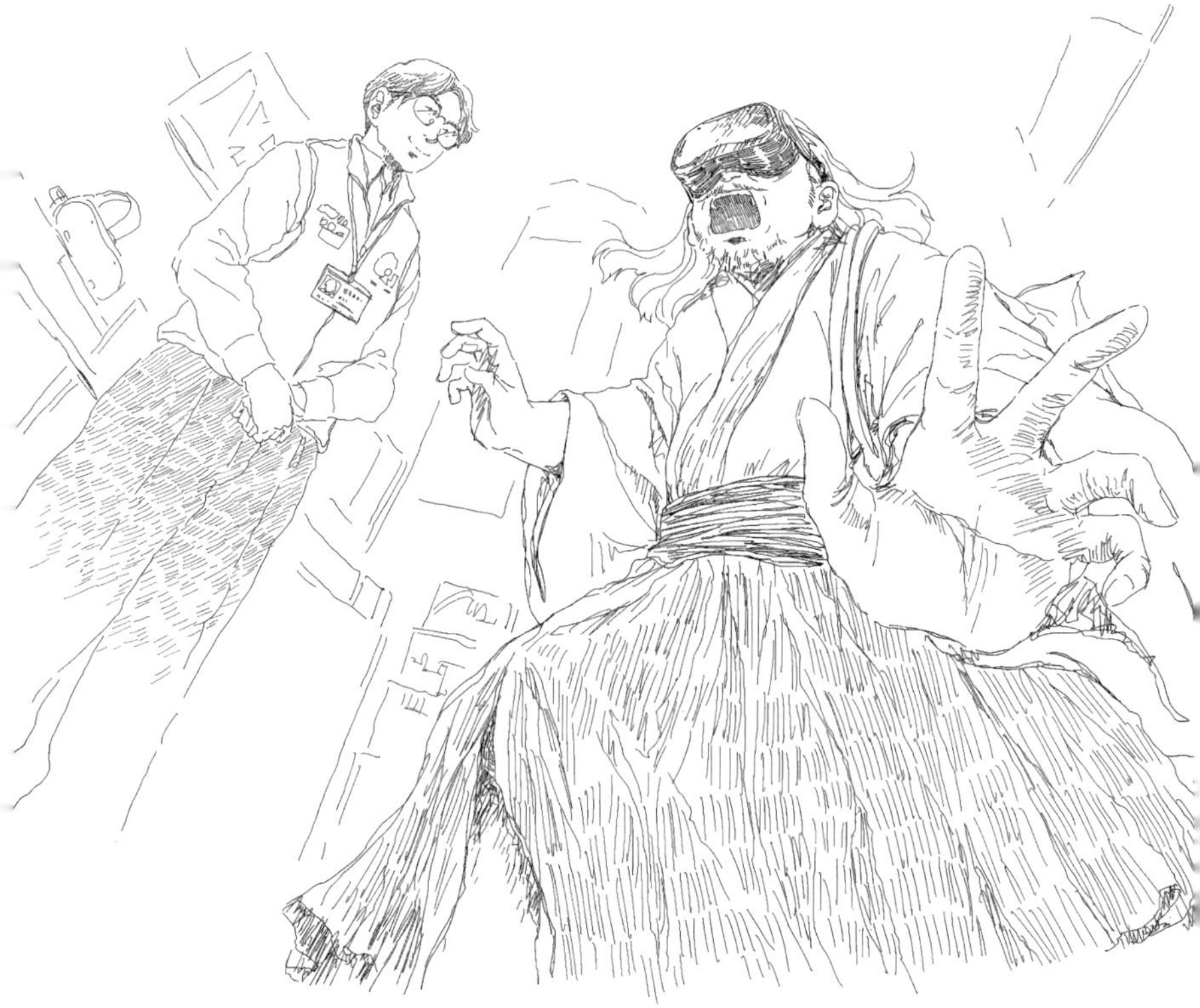

ここで会ったが400年目！　いざ尋常に勝負じゃあ！

エピローグ

人として生きる家康

カキーン、と景気の良い音が響いて、白球はフェンスの向こうに消えていった。

「うわっ、マジかよ！　ホームランじゃん！」

「よーしっ！　回れ！」

まばらな見物人がヤジをあげる。缶ビールを持っている奴もいる。今は日曜の午前中、爽やかな晴れ空の元で、草野球の試合中だ。我々のチーム・東西タートルネックスは、憎きライバルチーム・南北タワーマンションズに一挙3点を許した。これでスコアは8－2。だいぶ大負けだ。

「タイム！」

我々の監督が声をあげ、メンバーを集めた。ああ、いやだなあ……。

「お前ら、何してんだ！　あいつらなんか平均年齢五十過ぎのオッサンたちだぞ！　バカスカと打たれてどうする！　おいピッチャー工藤、なんとか言え」

「スミマセン……昨日ちょっと飲み過ぎて……」

「お前、前回も飲み過ぎて使い物にならなかったじゃねえか。今回はしっかりしろって言ったよな？」

「はい。前回はマウンドに立てなかったので、今回はなんとか立てるように仕上げてきたんですが」

「マウンドに立つまでがゴールじゃねえんだよ。相手を打ち負かすことがゴールだ。てめえ、クビにするぞ！」

「いえ、頑張ります……」

言いながら、工藤は暗い顔をした。本当はみんな思っているのだ。いっそクビにしてくれと。なんせ我がチームは、この監督に借りがあって仕方なく参加しているだけなのだから。全員、飲み屋で知ったのがきっかけだ。最初は気前良く奢ってくれて、景気のいいオッサンだと思っていたものだ。ところが、散々ただで飲み食いしたあとで、急に草野球チームへの参加を誘われた。「あんなに奢ってやったんだから、一回くらいいいじゃねえか」と言われるとなかなか断りづらい。そして一回だけの約束で参加したはずが、いつの間にかだらだらと何年も同じメンツで野球をやっている。そして毎回負け続けている。

そもそも野球経験者が二人くらいしかいないし、俺だって小学生以来なのだ。

「しゃあねえ、切り替えていくぞ！　次、攻撃誰からだ？　おっ、斉藤か。打てよ！」

監督がギラリと俺をにらむ。

「若手のホープなんだからな。そろそろ結果を出せ」

若手といっても三十代後半だ。ホープといっても打率は一割に満たない。また三振か、せいぜいゴロで一塁を踏む前にアウトだろう。ため息交じりにバッターボックスに立つと、相手チームのキャッチャーが小声で話しかけてきた。

「あれ？　あなた斉藤さん？」

俺はキャッチャーをチラ見して訊ねる。

「どこかで会いましたっけ？」

「ああ失礼。倉田です。ほら、スピーカーの会議で……」

「ああ！　その節はどうも」

思い出した。新作スピーカーのリモート会議で、遅れてログインしてきた男だ。こんなところで系列会社の人間に会うとは……。いや、待てよ。あそこにいたと言うことは……？　俺は、ずっと気になっていたことを訊ねた。

「その後、家康さんってお見かけしましたか？」

「いや、見てないっすね。ただ……おっと！」

と、倉田さんのキャッチャーミットにスパンッと何かが飛び込んできた。同時に、審判が叫ぶ。

「ストライクッ！」

あっ！　卑怯だ！　喋ってるうちにボール投げてきやがった。渋面を浮かべていると、ピッチャーにボールを投げ返して倉田さんが続けた。

「あちこちで目撃情報がありますよ。豊洲にいたとか、スカイツリーにいたとか、ゴルフ場にいたとか……。同僚はビーチで慰められたって言ってたっけな。あとウチの親戚は、家に上がり込まれて息子ともども説教されたとか言ってました」

「なんだそれ……」

そういえば、ウチの監督が言っていた。飲み屋で徳川家康を名乗るオッサンに「目多坊」なるあだ名を付けられたとか。あの時は誰も真に受けていなかったが、よくよく思えば同一人物なのでは？

「ストライクッ！」

「あっ！　また……！」

倉田さんはニヤニヤしながらボールを投げ返した。ベンチから、監督の叱責が飛ぶ。

「斉藤！　お前！　せめて振れ！　なんとしても塁に出ろ！」

俺は気持ちを入れ替えて、何度か素振りしてバットを構える。そうだ。とりあえず今は試合だ。もう倉田さんなどには振り回されんぞ。と、

「そういえば、モデルのミオが雑誌で家康について語ってたっけ……」

「えっ？」

倉田さんの言葉に反射で振り向く。それと同時に視界にシュッとボールが横切る。審判が叫ぶ。

「ストラーイクッ！　バッターアウトッ！」

無様な三振を晒し、俺は自陣のベンチに戻った。監督が喚く。

「お前、もっとしっかりしろ！　俺は黒田長政を目指しているんだから！」

「は？　なんですかそれ」

「黒田官兵衛の息子と言った方が良いか？　戦国時代の武将……関ヶ原では家康の軍師として名を馳せた人物だ」

「ああ、福岡を治めたとか……そういう名前の焼き鳥屋とかありますもんね」

て、ちょっと待てよ？　黒田長政を目指してて、家康の名前が出すなんて……。

「監督。『目多坊』ってあだ名、本当に家康に付けてもらったんですか？」

「あ？　ああ、そうだ。何回も話しただろうが」

「家康さんって、今も連絡取ってます？」

「いや。最近はとんと見かけないな。プールでも見かけないし、飯田さんは入院時に家康さんの世話になっていたそうだが、それもだいぶ前の話だしなあ。なんでも静岡に引っ越したって噂もあるぞ。って、今はそんなこと関係ないだろ！　だいたいお前は……」

俺は目多坊監督の小言を受け流し、隅っこに腰を下ろした。辺りを見回す。

「飯田さんは……今日は休みか」

家康さん。しばらく忘れていたが、元気だろうか？　こういう時、ふとスマホを見てしまう。

そういえば考えたことがなかったが、家康さんはスマホを持っていたりするのだろうか？　知らないリモート会議に突然闖入《ちんにゅう》してくるくらいだから、意外とＩＴには明るいのかもしれない。

ひょっとしてインスタとかやってたりして。

「……って、いるじゃん！」

アカウント名〈ieyasu_hodohodo〉を表示させると、そこには確かに、あの日ＰＣ越しに見たあの老人の姿があった。写真も動画もずらりと並んでいる。

「めっちゃ楽しんでる……」

アロハ姿で缶ビールを掲げる家康、お料理教室でクッキーを焼く家康、釣ったばかりのブリを抱えて得意げな家康。それだけじゃない。

「マジか、スゲえ」

ＢＭＸを華麗に操り、階段を飛びおりる家康。ソロキャンプで火打ち石から焚き火を起こす家康。完全に令和の世を楽しんでいる。

ベンチの方から監督が叫ぶ。

「おい斉藤！　チェンジだ。とっとと守備につけ！」

が、その声に俺はスマホを掲げて応える。

「それよりも、見てくださいよ！　目多坊監督！」

「そのあだ名で呼ぶな！　って、なんだ？　おお、これは家康さん？」

方々から「何？」とか「どうしたの？」と選手が集まってくる。敵味方関係なく、俺のスマホをのぞき込んでは「あっ、家康さんだ！」と口々に叫ぶ。なんと。知らなかったが、みんなどこかで家康さんと接点を持っていたらしい。

「……お元気そうだな」

「ていうか、なじんでいるな」

「本当に静岡に引っ越したんだ……」

中には涙ぐんでいる者まで。

試合はいつの間にか有耶無耶に流れ、俺たちは全員で居酒屋になだれ込んだ。ほとんど貸し切りの状態で、その日はみんなで家康さんの思い出話に花を咲かせたのだった。

＊　＊　＊

「おっ、立派な枝豆じゃ。今晩の食事が楽しみだわい」

新しい家にも慣れてきた。抜けるような青空が広がっている。二畳ほどの広さの家庭菜園では、季節の野菜がすくすくと育っている。

振り向けば、富士山。曇っていて見えない日も多かったが、今日は一段と荘厳だ。

「家康さん。ウチで採れたトマト、いる？」

ご近所でトマト農家を営む若夫婦が、車で家の前に乗り付けた。

「あいや、いつも助かる」

「こっちこそ。こないだもらった茄子は美味しかったよ。じゃあまた！」

去りゆく車を見送って、わしはよっこらせと腰を伸ばした。縁側から家に上がる。そろそろ夕飯の支度をするか。

この地にもすっかり慣れて、淀みなく流れる日々に満たされていた。勿論、東京でのめまぐるしい日々も懐かしく思う時もある。そういう時は撮り溜めた写真を取り出し眺め、思い出として愛でながらちびちびと酒を飲んで過ごすのが常だ。たくさんの出会いがあったが、彼らにとってはささやかな一期一会に過ぎぬだろう。そう思っていたし、それでいいと思っていた。それが、なんたる僥倖か。今日は東京から客人が来る。こっそり始めたわしのインスタを見つけ、わざわざDMを送ってくれたのだ。何も言わず東京を離れたわしを覚えていてくれた者がいる。人生において、これほどの幸福があろうか。

ピンポーンとドアベルが鳴った。魚を捌く手を止めて、玄関へ向かう。ドアを開け、わしは懐かしい顔に目を細めて言った。

「おお、よくおいでなすった。狭いところだが、くつろいでくれ」

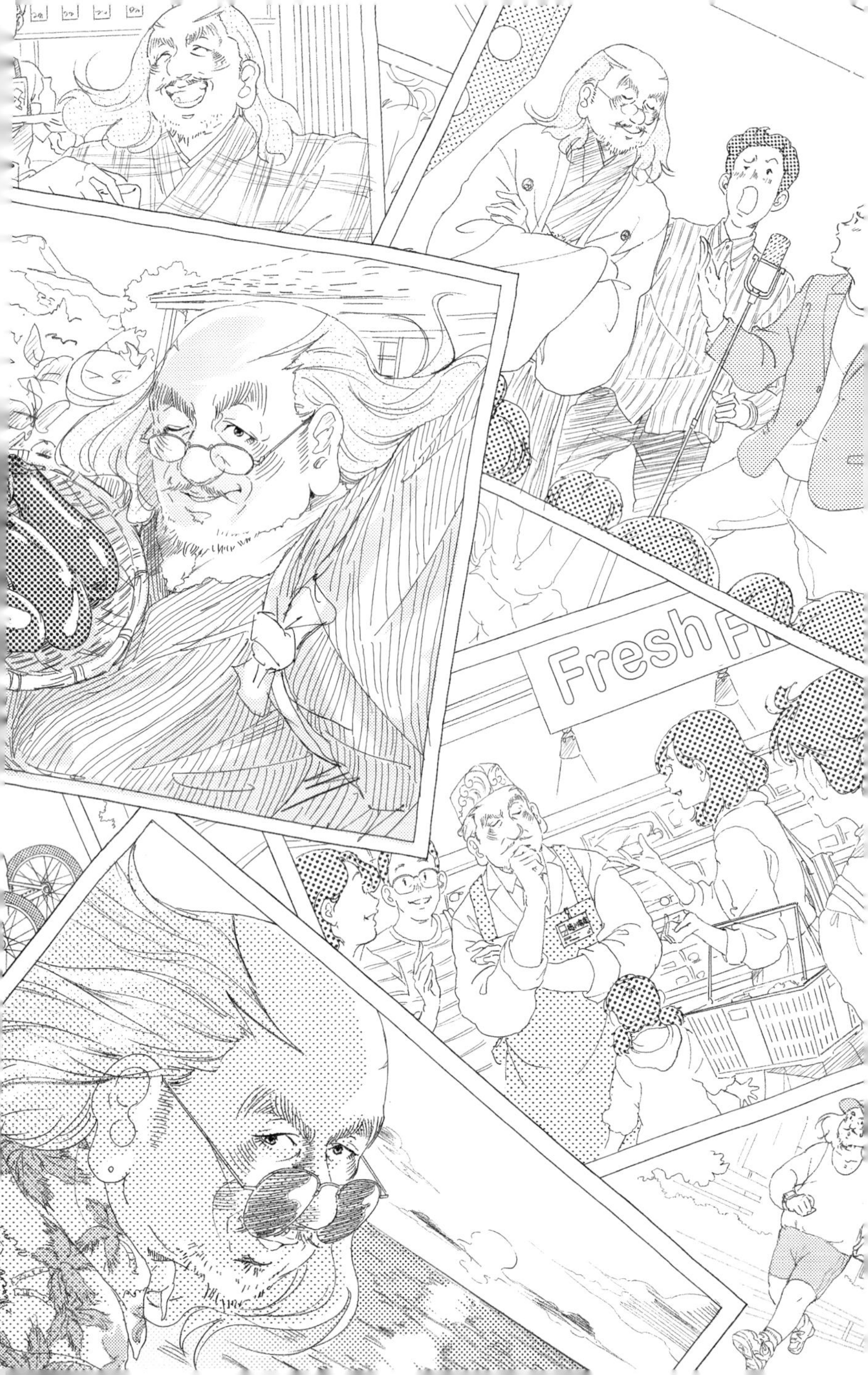
Fresh

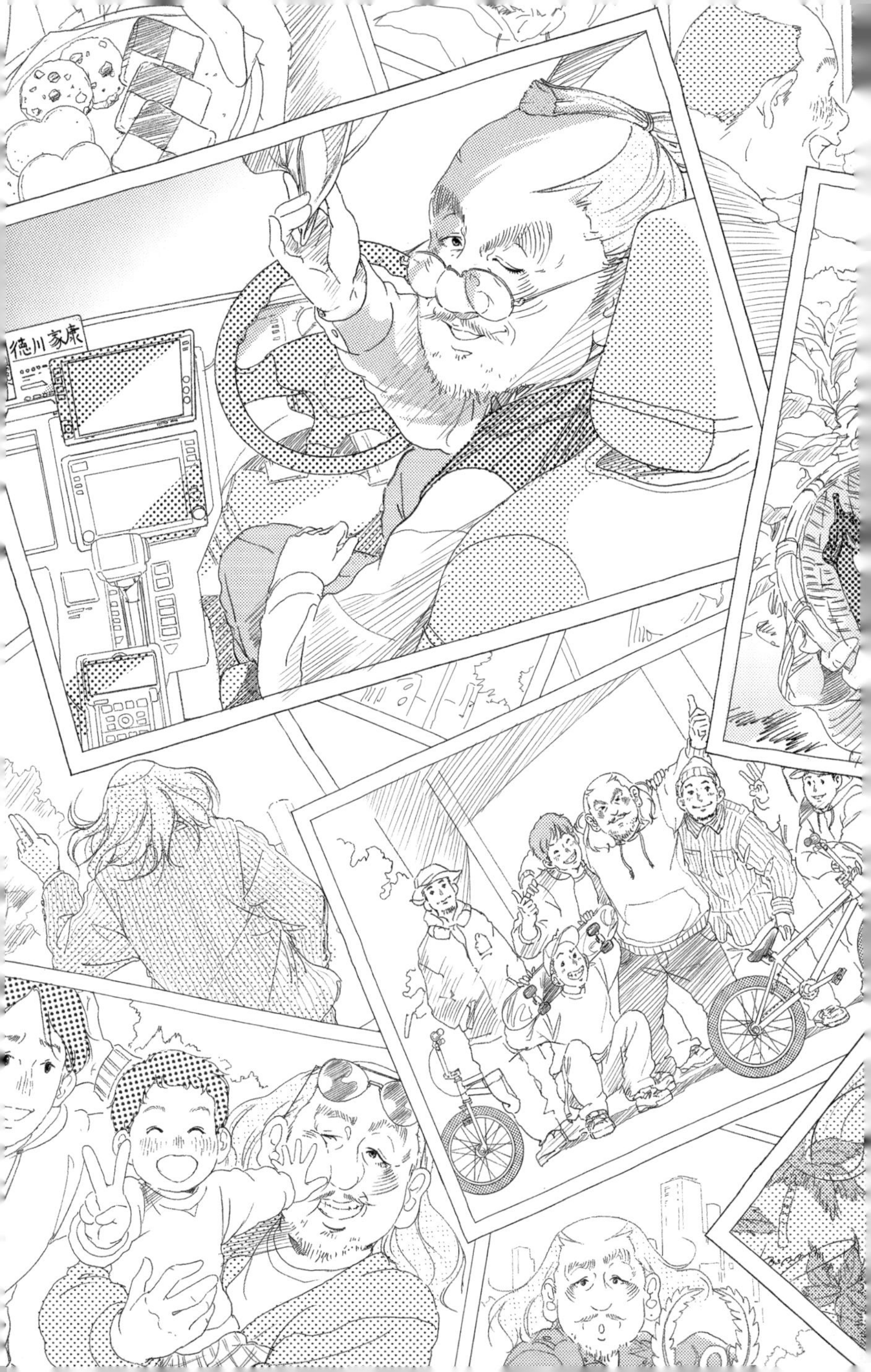
徳川家康

あとがき

冬間近のある晴れた日、久能山東照宮へ行ってまいりました。

徳川家康の遺言により家康のご遺体が安置されているという、あの東照宮です。標高200メートルちょっとの小高い山の頂上を目指し、当時をしのびながらくねくねと曲がる階段をゆっくり登っていきました。途中、ふと立ち止まって振り返ると、目の前に飛び込んできたのは、大海原と真っ直ぐな水平線でした。まさに息を呑むとはこのことでしょう。しかも同じ階段をあの家康も登り、この風景を眺めていたのかと思うと感動もひとしお。心地よい風が、汗ばんだ私の髪や頬を撫でるのに身を任せ、しばし立ち止まったのでありました。

現在、日本は世界でも有数の長寿国となりました。大きな戦争もなく、子どもが死ぬことは稀なこととなり、誰もが医学の進歩の恩恵を受けた結果といえます。それでもどこか不安を抱え、もっと健康でありたい、もっと長生きしたいという欲求に終わりはありません。

メディアで紹介された、いわゆる健康にいいといわれる食材を求めスーパーに駆け込む姿を見て家康なら何と思うでしょうか。そこには、いつかは死が訪れるのだという事実から目を背け、我先にと健康病に陥った人々の浅はかさや覚悟のなさばかりが見え隠れしています。

歴史や歴史上の人々を語ることは畏れ多く、ましてや昔と比較のしようもないほどに進んだ現代医学に身を置く私たちが家康の健康法から何を学ぶのか、心して取り組まなければなりません。よもや、不遜で傲慢な気持ちを抱いたり、科学的根拠がないなどと評価をすることのないように、自らを戒めなければいけません。

目を向けるべきことは、戦乱の世にあって、いのちやこころを大切にする家康の姿ではないでしょうか。常に死が身近にあったからこその優しさと厳しさ、おのれの心身を律する家康の謙虚な姿勢…。家康の健康法を学ぶことは、自分自身のいのちと向き合うことなのだと思います。

日頃は物静かだった家康が、戦場では、家康が信じた仏道の守護神・摩利支天の逸話のごとく、山を揺るがすほどの大声を張り上げたといわれます。そんな家康の声を聴いてみたい。神君としてではなく、ひとりの人間としての家康をもっと近くに感じたい。

本書は、家康の健康法を切り口にした家康ワールドの真髄に触れています。それを少しでも感じてくださったとしたら、これほど嬉しいことはありません。

植田美津恵

主な参考文献

赤井 達郎著『江戸時代図誌〈4〉江戸』筑摩書房
江原絢子、石川尚子、東四柳祥子著『日本食物史』吉川弘文館
岡谷繁実著『定本名将言行録』人物往来社
小和田哲男著『日本の歴史・合戦おもしろ話』三笠書房
小和田哲男監修『大江戸 武士の作法』ジー・ビー
川口素生著『戦国時代なるほど事典』PHP文庫
桑田忠親著『戦国武将の生活』角川選書
酒井シヅ著『疫病の時代』大修館書店
笹本正治著『戦国大名の日常生活』講談社選書
篠田達明著『徳川将軍家十五代のカルテ』新潮選書
鈴木昶著『江戸の医療風俗事典』東京堂出版
武光誠著『食の変遷から日本の歴史を読む方法』河出夢新書
立川昭二著『病と人間の文化史』新潮選書
道満三郎著『戦国武将学入門』角川書店
童門冬二著『戦国武将に学ぶ生活術』産能大学出版部
戸部新十郎著『忍者と忍術』中公文庫
中島陽一郎著『病気日本史』雄山閣
中西進著『辞世のことば』中公新書
奈良本辰也監修『戦国武将おもしろ事典』三笠書房
二木謙一監修『戦国武将　群雄ビジュアル百科』ポプラ社
松本かつひこ編『今日の医療用漢方製剤－理論と解説』メディカルユーコン
宮本義己著『歴史をつくった人びとの健康法－生涯現役をつらぬく』中災防新書
ルイス・フロイス著、松田毅一他訳『日本史』中央公論社

◆主な参考文献

マガジンハウスムック『偉人たちの健康診断』マガジンハウス
別冊歴史読本『伊賀・甲賀忍びの謎』新人物往来社
歴史の謎研究会編『ホントはどうなの？　戦国武将への大質問』青春文庫
厚生労働省『日本人の食事摂取基準』
安藤俊介著『怒りが溶ける！　優しくなれる！　アンガーマネジメント』コスミック出版
アンドルー・ワイル著　上野圭一訳『医食同源』角川書店
伊藤亜紗著『体はゆく　できるを科学する〈テクノロジー×身体〉』文藝春秋
大塚滋著『食の文化史』中央公論新社
小川鼎三著『医学の歴史』中公新書
國分功一郎著『暇と退屈の倫理学』新潮社
佐々木薫著『改訂版　きほんのアロマテラピー』主婦の友社
新谷弘実著『病気にならない生き方』サンマーク文庫
すずきやよい『失敗しないエンディングノートの書き方』
長坂健二郎著『日本の医療制度・その病理と処方箋』東洋経済新報社
長田杏奈著『美容は自尊心の筋トレ』ele-king books
林　健太郎著『できる上司は会話が9割』三笠書房
日野原重明監修『治す・防ぐ・若返る健康医学事典』講談社
福井次夫監修『生活習慣病がわかる本』学研
古谷彰子著『食べる時間を変えれば健康になる 時間栄養学入門』ディスカヴァー・トゥエンティワン
安田和人監修『栄養の基本がよくわかる事典』西東社
横山光昭著『節約、貯金、投資で一生困らないお金の増やし方』マガジンハウス
吉田企世子、松田早苗監修『あたらしい栄養学』高橋書店
主婦の友セイカツシリーズ『人生を豊かにする「これからの住まい方」』主婦の友社
晋遊舎ムック『旬の食材がまるごとわかる本』晋遊舎
扶桑社ムック『体のツボ大図鑑』扶桑社

【監修】
眞邊 明人（まなべ・あきひと）
作家、演出家。株式会社センクシャ代表。執筆活動のほか、演劇監督、企業研修など、教育分野からエンターテインメントまで幅広く活躍。著書『もしも徳川家康が総理大臣になったら』は10万部を超えるベストセラー。その他の著作に『もしも彼女が関ヶ原を戦ったら』『徳川家康100の言葉』など。

【医学監修】
植田 美津恵（うえだ・みつえ）
医学博士・医療ジャーナリスト。東京通信大学教授・愛知医科大学客員教授。教壇に立つ傍ら、医学番組の監修、テレビのコメンテーターも務める。著書に『いつか来るはじめての死～今をより良く生きるために～』『戦国武将の健康術』『忍者ダイエット』など。

【作】
高木 敦史（たかぎ・あつし）
小説家。2010年『"菜々子さん"の戯曲』でデビュー。児童向けからミステリーまで、ジャンルを超えて活動中。近著に『僕と彼女の嘘つきなアルバム』『さよならが言えるその日まで』などがある。最新作は映画ノベライズ『ジュラシック・パーク』。

特別講義　徳川家康先生　長生きしたものが勝つ

2023年3月18日　初版発行

監修　眞邊明人
医学監修　植田美津恵
作　高木敦史
発行人　相澤 晃
発行所　株式会社コスミック出版
〒154-0002　東京都世田谷区下馬6-15-4
代表 TEL. 03-5432-7081
営業 TEL. 03-5432-7084
FAX. 03-5432-7088
編集 TEL. 03-5432-7086
FAX. 03-5432-7090
http://www.cosmicpub.com/
振替　00110-8-611382

編集　荒川琢郎
デザイン　葛西 剛
カバーデザイン　牧村 玲
表紙・扉イラスト　仲 昭彦
instagram:_michihiko
解説イラスト　東 早紀

ISBN 978-4-7747-9282-8 C0030
印刷・製本　株式会社光邦

乱丁・落丁本は、小社へ直接お送りください。郵送料小社負担にてお取り替えいたします。
無断複写・転載を禁じます。定価はカバーに表示してあります。

©2023 COSMIC PUBLISHING CO.,LTD.　Printed in Japan